SEMIOLOGÍA Y VALORACIÓN CLÍNICA EN OSTEOPATÍA

SEMIOLOGÍA Y VALORACIÓN CLÍNICA EN OSTEOPATÍA

Jesús Ferrándiz Martínez

Médico y Osteópata
Máster en Medicina Manual por la Universidad Complutense de Madrid

Reservados todos los derechos.
No puede reproducirse, almacenarse en un sistema de recuperación
o transmitirse en forma alguna por medio de cualquier procedimiento,
sea este mecánico, electrónico, de fotocopia, grabación o cualquier otro,
sin el previo permiso escrito del autor.

© 2020. Jesús Ferrándiz Martínez

Independently published (14 mayo 2020).

ÍNDICE

PRÓLOGO 9
SEMIOLOGÍA CLÍNICA EN OSTEOPATÍA 10
TRASTORNO VERTEBRAL NO PATOLÓGICO 12
EXAMEN CLÍNICO Y VALORACIÓN DEL PACIENTE 13
    Anamnesis 13
    Análisis de pruebas de imagen e informes 14
    Inspección 17
    Exploración de la movilidad regional 18
    Examen segmentario por palpación 21
    Exploración de los tejidos de la metámera 22
    Pruebas clínicas 23
    Exploración osteopática de la movilidad 24
RAQUIS LUMBAR 26
LUMBALGIA DISCAL (POR HERNIA DISCAL) 27
    Hernias discales. Evolución natural 31
LUMBALGIA DISCAL EN DISCOS SIN HERNIA 34
SIGNOS CLÍNICOS QUE INDICAN LUMBALGIA DISCAL 35
LUMBALGIA POR DISFUNCIÓN SOMÁTICA 37
LUMBALGIA DE ORIGEN SACROILÍACO 41
LUMBALGIA DE ORIGEN MUSCULAR 47
LUMBALGIA DE ORIGEN DORSOLUMBAR 49
LUMBALGIA DE ORIGEN MEDIODORSAL 52
ESPONDILOLISTESIS 55
MALFORMACIONES VERTEBRALES CONGÉNITAS 59
SIGNOS DE ALARMA EN LAS LUMBALGIAS 61
ARTROSIS VERTEBRAL 63

NEURALGIA CIÁTICA ("CIÁTICA")..66
CIATICA DISCAL..73
LESIONES DISCALES VISIBLES EN LA RESONANCIA..................75
SÍNDROME DEL PIRAMIDAL...80
NEURALGIA CRURAL...84
ESTENOSIS DE CANAL LUMBAR...86
NÓDULOS DE SCHMORL..90
HEMANGIOMAS VERTEBRALES...93
MERALGIA PARESTÉSICA...94
COXIGODÍNIA..97
LUMBALGIAS NO MECÁNICAS...100
    Lumbalgia tumoral..100
    Lumbalgia por infección de la columna vertebral....................101
    Lumbalgia de origen visceral...101
    Lumbalgia por fractura vertebral..102
    Lumbalgia reumática o inflamatoria..102
RAQUIS DORSAL...104
VALORACIÓN CLÍNICA EN EL RAQUIS DORSAL.....................104
ESCOLIOSIS..105
CIFOSIS..110
ENFERMEDAD DE SCHEUERMANN (CIFOSIS JUVENIL).......113
CIFOSIS DEL ANCIANO...116
CIFOSIS EN LA OSTEOPOROSIS...117
NÓDULOS DE SCHMORL..121
HEMANGIOMAS VERTEBRALES..123
DOLOR DE ESPALDA EN LA REGIÓN DORSAL (DORSALGIA)..........125
DORSALGIA DE ORIGEN CERVICAL...126
DORSALGIA POR DISFUNCIÓN SOMÁTICA VERTEBRAL.....128

DORSALGIA DE ORIGEN MUSCULAR..130

DORSALGIA POR PATOLOGÍA DISCAL (DISCÓGENA)...........................133

OTRAS CAUSAS DE DOLOR DORSAL..137

DORSALGIAS AGUDAS..139

SÍNDROME DE LA CHARNELA MEDIOTORÁCICA...................................141

SÍNDROME DE LA CHARNELA TORACOLUMBAR....................................145

FALSOS DOLORES VISCERALES DE ORIGEN VERTEBRAL......................149

NEURALGIA INTERCOSTAL..152

ESGUINCES COSTALES...153

SÍNDROME DE LA COSTILLA DESLIZANTE..156

SÍNDROME CELULO-TENO-MIÁLGICO VERTEBRAL................................158

RAQUIS CERVICAL..163

VALORACIÓN CLÍNICA EN EL RAQUIS CERVICAL.................................164

CERVICALGIA POR DISFUNCIÓN SOMÁTICA VERTEBRAL.....................170

CERVICALGIA EN RAQUIS CON ARTROSIS...173

CERVICALGIA DE ORIGEN MUSCULAR..175

CERVICALGIA POSTRAUMÁTICA...178

CERVICALGIAS AGUDAS...180

CERVICALGIAS AGUDAS GRAVES...183

SIGNOS DE ALARMA (RED FLAGS) EN LAS CERVICALGIAS..................185

ARTROSIS O ESPONDILOSIS CERVICAL...187

NEURALGIA CERVICOBRAQUIAL...191

SÍNDROME DE LATIGAZO CERVICAL (WHIPLASH)................................198

DORSALGIA DE ORIGEN CERVICAL..202

HERNIA DISCAL CERVICAL...206

CEFALEA DE ORIGEN CERVICAL...213

CEFALEA DE ORIGEN MUSCULAR...217

VÉRTIGO O MAREO DE ORIGEN CERVICAL..220

SÍNDROME DE LA SALIDA TORÁCICA 225
LA ARTERIA VERTEBRAL Y LA INSUFICIENCIA VERTEBROBASILAR 230
SÍNDROMES CÉLULO-TENO-MIÁLGICOS DEL RAQUIS CERVICAL 236
TENDINITIS DEL MIEMBRO SUPERIOR DE ORIGEN CERVICAL 239
SÍNDROME DE BARRE Y LIEOU 241
BIBLIOGRAFÍA 243

PRÓLOGO

El propósito de este libro es describir de una manera breve y clara la semiología que suelen presentar las personas que acuden a los centros de osteopatía, así como las pruebas utilizadas para su valoración. Con el fin de que los que practican estas técnicas tengan una herramienta que les permita estudiar, comprender, y valorar las patologías que se suelen encontrar durante la practica osteopática profesional.

El objetivo no es que los osteópatas realicen un diagnóstico clínico en estos pacientes; ese no es su cometido, pero si deben conocer las manifestaciones clínicas que estos suelen presentar con el fin de poder realizar una adecuada valoración clínica de los mismos, lo cual si es de su responsabilidad y de obligado cumplimiento, previamente a la aplicación del tratamiento osteopático.

Se han expuesto los temas de una manera clara procurando que sea fácil su comprensión, pero no hay que olvidar que en ocasiones son cuestiones complejas difíciles de explicar de una manera breve. Se ha mantenido la terminología habitualmente empleada para describir esta semiología, ya que es la que se utiliza en los informes que suelen aportar los pacientes y que el osteópata, por lo tanto, debe saber comprender y manejar con soltura.

Espero que esta obra sea de utilidad para todos aquellos que a diario tienen que examinar, valorar, y aplicar las técnicas osteopáticas a personas con dolor u otro tipo de padecimiento.

SEMIOLOGÍA CLÍNICA EN OSTEOPATÍA

La semiología estudia la forma de manifestarse las enfermedades mediante síntomas (datos subjetivos) y signos (datos objetivos). Los síndromes se refieren a un conjunto de síntomas y signos que tienen un mecanismo de producción común. La semiología que aquí estudiamos no es una semiología médica general, sino la que se encuentra durante la práctica osteopática. Comprende el conjunto de manifestaciones que suelen tener las personas que van al osteópata, como los síntomas de los que se quejan, los datos que se encuentran al realizar la exploración clínica, así como la información derivada de las pruebas que les han realizado (radiografías, resonancias, etc.), a lo cual hay que añadir las enfermedades o patologías relevantes que previamente les hayan diagnosticado.

Es necesario el conocimiento de esta semiología por todos aquellos que practican estas terapias manuales con el fin de poder realizar una correcta valoración clínica de los pacientes, lo cual es un paso obligado antes de aplicar el tratamiento.

Pues es muy frecuente que las personas que acuden a los centros de osteopatía tengan alguna patología del sistema musculo esquelético, como alteraciones discales, escoliosis, artrosis, etc., siendo algunas de ellas importantes por lo que pueden condicionar el tratamiento. Es por ello conveniente conocer su semiología, para saber qué se lleva entre manos, y sobre todo para tratar a estos pacientes sin correr riesgos, escogiendo las técnicas osteopáticas que se pueden aplicar en cada caso con seguridad.

Así mismo, es necesario observar que durante los cursos de formación normalmente se enseñan los procedimientos y técnicas osteopáticas sobre personas sanas, mientras que las que solicitan estos tratamientos con frecuencia suelen padecer algún tipo de patología, como ya hemos mencionado, lo que conlleva una cierta dificultad en su manejo osteopático, siendo de gran ayuda para esto el conocimiento de la semiología.

Esta necesaria valoración clínica es una observación incluida en la norma europea en osteopatía (EN 16686), así como en los estándares recomendados para la práctica profesional osteopática por los organismos internacionales competentes. Por lo tanto, tiene que quedar claro que sin el conocimiento de la semiología no es posible realizar una valoración clínica correcta; es por lo que este libro está dedicado fundamentalmente a su estudio.

La disciplina que se encarga del estudio de las alteraciones del sistema musculo-esquelético es la ortopedia, por lo que en esta obra analizamos las patologías ortopédicas clásicas como las hernias discales, la escoliosis, artrosis, etc., desde el punto de vista del terapeuta manual. Se incluyen además recientes aportaciones que vienen a completar este campo, como las de Robert Maigne en el estudio de los dolores comunes de origen vertebral y el concepto de desarreglo doloroso intervertebral menor (DDIM) como su causa más habitual, la de Janet Travell (Travell y Simons) en patología muscular con su descripción del dolor y disfunción miofascial (puntos gatillo); sin olvidar a James Cyriax, sobre todo en el campo de las alteraciones discales, o a Karel Lewit estudiando clínicamente el fenómeno de la restricción de movilidad vertebral, entre los más significativos. Estos autores han sido además de maestros en terapia manual, grandes conocedores de la semiología clínica que aquí abordamos.

TRASTORNO VERTEBRAL NO PATOLÓGICO

Esta alteración puede ser abordada desde ópticas diferentes, según las distintas escuelas o tendencias en terapia manual; así, desde el punto de vista osteópatico, se denomina disfunción somática vertebral, que consiste en la restricción de movilidad del segmento vertebral afectado, la cual es definida al especificar el tipo de disfunción somática; esta nomenclatura ha sido bien aceptada y reconocida internacionalmente.

Robert Maigne analiza el trastorno vertebral no patológico desde un punto de vista clínico y del dolor, lo identifica mediante una exploración clínica específica, denominándolo desarreglo doloroso íntervertebral menor (DDIM). Indicando que se trata del trastorno de un segmento vertebral, que se encuentra doloroso ante un examen clínico de presión-palpación y que es reversible mediante un tratamiento de manipulación.

Ambos abordajes siendo distintos, son correctos e incluso puede decirse que complementarios; es decir se trata de dos maneras diferentes de evidenciar la misma alteración. Desde el punto de vista de la movilidad vertebral y desde el punto de vista de la exploración del dolor del segmento. Ya que es este un libro dedicado a la semiología, la exploración clínica del raquis ocupa un lugar destacado, por lo que es conveniente el estudio de los conceptos introducidos por Robert Maigne, tanto en lo que se refiere al DDIM como a las técnicas de exploración segmentaria del raquis por el desarrolladas.

En quiropráctica, llaman "subluxación vertebral" a este trastorno no patológico, aunque no tiene nada que ver con una subluxación ortopédica; ellos hacen énfasis en la supuesta interferencia neurológica que se produce en el segmento vertebral afectado.

EXAMEN CLÍNICO Y VALORACIÓN DEL PACIENTE

El examen clínico del paciente debe formar parte de la consulta de osteopatía; consiste en el conjunto de procedimientos y pruebas clínicas (test) que nos permiten saber su estado de salud, sobre todo a nivel musculo-esquelético; lo cual nos permite realizar una valoración clínica del mismo. Los procedimientos de que consta el examen clínico, son los siguientes:

1. Anamnesis o interrogatorio.

2. Análisis de las pruebas de imagen e informes.

3. Inspección o examen visual.

4. Exploración de la movilidad regional y esquema en estrella.

5. Examen segmentario por palpación.

6. Exploración de los tejidos de la metámera.

7. Pruebas clínicas indicadas.

8. Examen segmentario osteopático de la movilidad.

Anamnesis

La anamnesis, o interrogatorio como también se llama, consiste en las preguntas que se hacen al paciente y la información que este aporta al principio de la consulta, con objeto de esclarecer el motivo de venir al osteópata. Si es por un dolor, lo cual es lo más frecuente, hay que preguntarle como es, que lo localice con la mayor precisión posible en su cuerpo, también que precise cuando y como empezó, si hubo un traumatismo previo, si hay otros síntomas o alteraciones acompañantes, así como si tiene antecedentes personales, es decir si lo ha sufrido anteriormente.

Es muy importante comprobar si se trata de un dolor de tipo mecánico, que es la clase de dolor que tratamos normalmente en nuestro trabajo de osteópatas. Este se produce o aumenta con los movimientos o esfuerzos de la estructura afectada (columna, articulaciones) y mejora o desaparece con el reposo o descanso, mientras que el dolor de tipo no mecánico no está relacionado con los movimientos y no mejora con el reposo. Los dolores que no son mecánicos en general no son tratables con las técnicas osteopáticas; se trata, por ejemplo, de dolores de naturaleza inflamatoria verdadera como las artritis o espondilitis, que empeoran por la noche y suelen despertar al paciente, o los dolores de tipo canceroso, que son muy intensos, se producen durante todo el día y no calman con los analgésicos habituales.

Es necesario también preguntarle sobre posibles enfermedades que padece, así como sobre la medicación que está tomando, lo cual es importante conocer, por ejemplo, en el caso de tomar anticoagulantes (sintrom), tranquilizantes, o tener alguna malformación como espondilolistesis y en general en todos los casos.

Análisis de pruebas de imagen e informes

Es importante examinar las radiografías y resonancias que están relacionadas con el motivo de la consulta, o bien los informes que describen las alteraciones que en ellas se han encontrado. Esta información puede ser relevante respecto al tratamiento, además de que muchas personas no se quedan tranquilas hasta que hemos analizado estas pruebas, por lo que es aconsejable realizar esto después de la anamnesis. También será conveniente tener en cuenta otras exploraciones, como electro-miografías, etc., ya que la información que aportan puede ser importante.

Dada la gran frecuencia de las alteraciones discales y la buena visualización que de ellas se puede realizar mediante la resonancia magnética (RM), se ha convertido en una prueba de imagen actualmente muy empleada, sobre todo para la exploración de la columna, por lo que hay que examinar detenidamente las resonancias que nos aportan los pacientes o bien los informes de las mismas, los cuales son realizados por médicos especialistas en radiodiagnóstico y suelen ser bastante completos. Pero si al leer dicho informe no parece ser todo lo completo que debiera, es conveniente que examinemos las imágenes de resonancia con objeto de realizar una valoración clínica precisa del paciente. Esto es importante, ya que algunas lesiones discales pueden desaconsejar la aplicación de determinadas técnicas.

Debemos familiarizarnos con estas imágenes de RM para saber interpretarlas. Se nos presentan en cortes sagitales y axiales o transversales; es aconsejable empezar por el examen de los cortes sagitales para tener una visión global de la región, valorar si apreciamos alguna lesión, como un desplazamiento discal posterior (hernia de disco), y en qué nivel se encuentra, luego en las imágenes axiales vemos su localización (central, derecha o izquierda) con respecto al canal raquídeo. Así, en las imágenes de resonancia que vemos a continuación, en la primera que es un corte sagital del raquis lumbar, vemos claramente las vertebras, los discos, y donde se encuentra la alteración discal (hernia), en este caso en L4-L5. Después en la siguiente imagen, que es un corte axial o de través, vemos que la hernia dentro del canal raquídeo está localizada posteriormente y un poco lateralizada a la izquierda.

También nos pueden aportar informes de electrodiagnóstico; estos estudios se realizan para ver si hay una afectación nerviosa, sobre todo al salir los nervios de la columna. Se utiliza entonces la electromiografía (EMG) de electrodos de aguja, los cuales se introducen en algunos músculos de las extremidades y en los paravertebrales, donde al detectar las corrientes eléctricas que normalmente emiten dichos músculos en reposo y durante la contracción, nos indica la existencia de alguna alteración muscular o del nervio que los inerva.

Semiología y valoración clínica en osteopatía

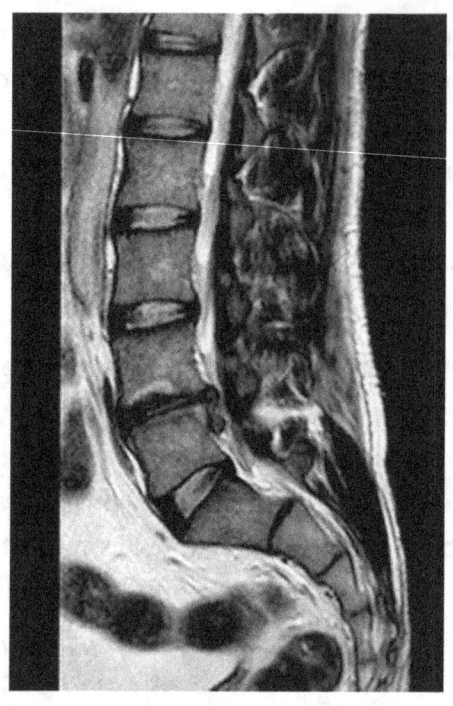

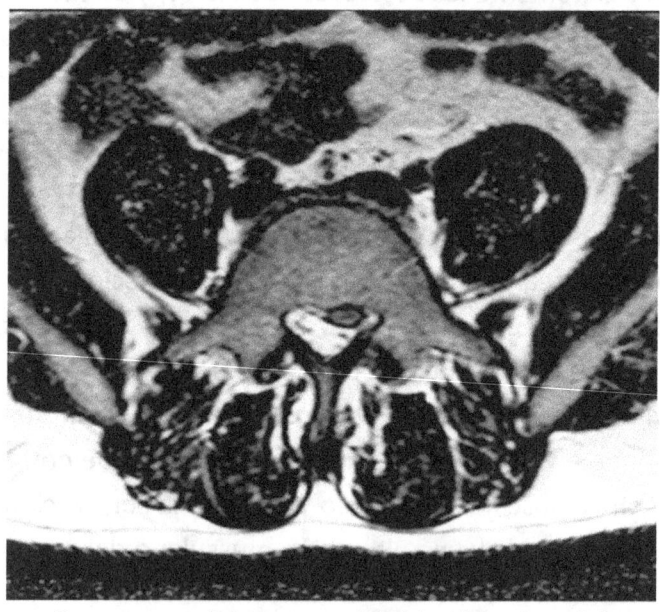

Resonancia raquis lumbar en corte axial, arriba corte sagital

Esta exploración se suele realizar para diagnosticar lesiones de nervios, ya sea durante su trayecto o bien a la salida de la columna, afectándose entonces las raíces nerviosas, como es el caso de la lesión del ciático o de sus raíces L5 y S1, que es el motivo más frecuente de que veamos este informe de electrodiagnóstico en los pacientes del raquis lumbar. No hace falta decir lo importante que será para nosotros la información de la existencia de lesiones de esta naturaleza, así como su valoración previa al tratamiento.

Inspección

Consiste en el examen visual del paciente viendo si tiene alguna anormalidad, como la espalda inclinada hacia un lado (desviación antiálgica), una cadera más prominente, una escoliosis evidente, si cojea al andar por el dolor o por una pérdida de fuerza, etc. También observaremos si está bien alineado, comprobando al verlo de espaldas si los hombros, los ángulos inferiores de los omóplatos y las crestas ilíacas se encuentran aproximadamente a la misma altura o no, como puede verse en la imagen siguiente en una inspección de pies y de espaldas. Además de este examen visual general, observaremos también la región de la columna más implicada viendo si hay alguna alteración como hinchazón, desviación, enrojecimiento de la piel, etc. A propósito de esto último, hay que decir que cuando observamos una zona con hinchazón o tumefacción, aunque se suele decir que está inflamada, esto no es exacto ya que no suele haber una verdadera inflamación; para que así sea tienen que darse todos los signos de la inflamación, es decir enrojecimiento, calor y dolor, ademas de la hinchazón. Generalmente, se trata de zonas de tensión que, por presentar una contractura muscular o celulalgia en la piel, se aprecian también hinchadas, pero no están inflamadas. Esto es importante de diferenciar, ya que la presencia de una verdadera inflamación exige que se realice un diagnóstico médico que determine la causa, como infección, reacción alérgica, etc.

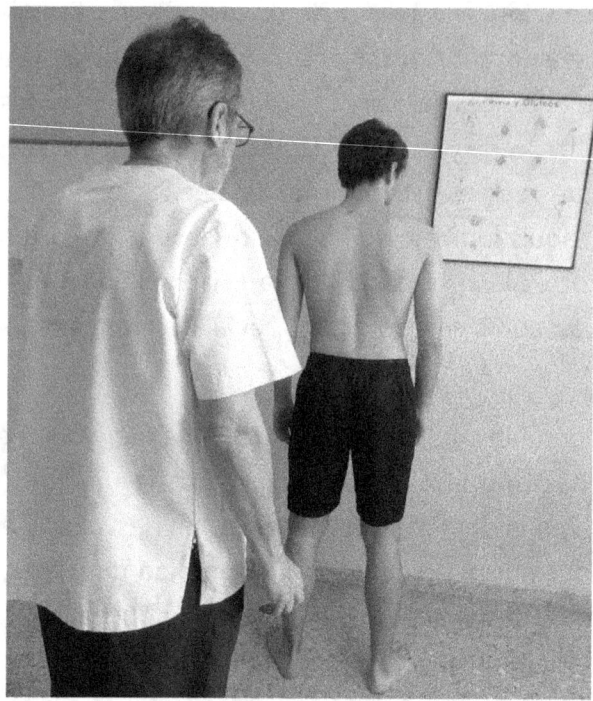
Inspección de un paciente

Exploración de la movilidad regional

Es indispensable examinar la movilidad de la región de la columna afectada por el dolor, como parte muy importante de la exploración. Se examinan los seis movimientos básicos (flexión, extensión, flexión lateral derecha e izquierda, rotación derecha e izquierda) en la región cervical, dorsal, o lumbar, dibujando un esquema en estrella de Maigne, donde se marcan con una, dos, o tres cruces aquellos movimientos que sean dolorosos y limitados.

En las imágenes que se exponen a continuación, se puede ver de un modo práctico como exploramos la movilidad en la columna lumbar. Con el paciente de pies, le pedimos que haga una flexión activa, una extensión también activa, diciéndole que se incline hacia atrás sin mover los pies; la flexión lateral la realiza también de pies, pidiéndole que se incline hacia un lado y luego hacia el otro, siendo asistido y estabilizado por el examinador. Las rotaciones, parte muy importante en esta exploración, es mejor examinarlas sentado a caballo en el extremo de la camilla, con lo cual al quedar fijada la pelvis, el movimiento es más preciso y localizado sobre la columna lumbar; así le exploramos las rotaciones lumbares pasivamente hacia la derecha e izquierda, realizándolas mediante presa sobre su hombro y zona lumbar.

Esta exploración tendrá una gran importancia durante el tratamiento, ya que cualquier técnica de manipulación o de movilización vertebral que se utilice deberá ser aplicada sobre los movimientos no dolorosos del esquema en estrella, es la regla del no dolor y del movimiento contrario (Maigne R.), la cual debería ser de obligado cumplimiento, sobre todo en caso de existir patología a nivel de los segmentos que son objeto del tratamiento. Según esta regla, la manipulación se debe realizar en el sentido opuesto al movimiento que ha resultado doloroso en la exploración, siempre que este sea indoloro. Así, poniendo como ejemplo a un paciente que sufre de hernia discal en el segmento L5-S1, si al explorar las rotaciones lumbares, como hemos visto, es dolorosa la rotación derecha e indolora la izquierda, cualquier técnica en rotación para el raquis lumbar que le sea aplicada, ya sea en sedestación o en decúbito lateral, deberá ser en rotación izquierda, con objeto de no empeorar su lesión, aunque la dirección de corrección de la restricción de movilidad fuese la rotación derecha.

Al dibujar el esquema en estrella y señalar con cruces las direcciones del movimiento que han resultado dolorosas al explorar al paciente, es más fácil realizar el tratamiento, pues nos están recordando que en estas direcciones marcadas no debemos realizar movilizaciones ni manipulación.

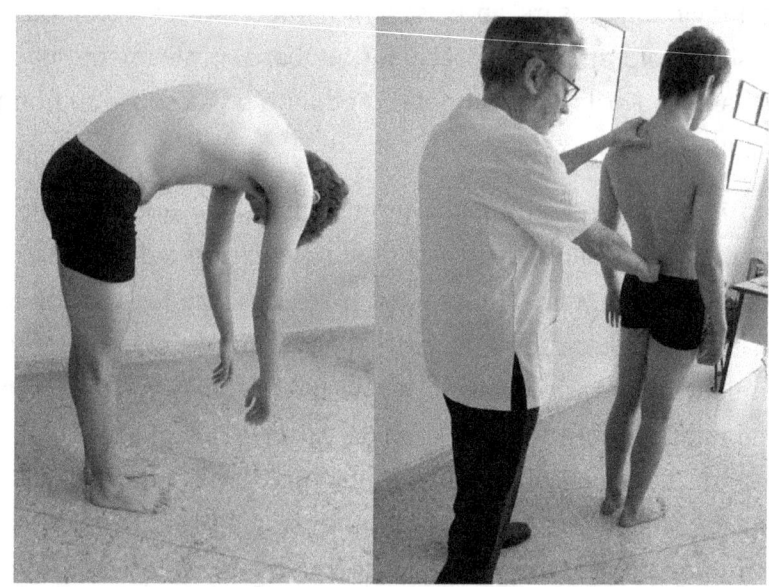

Exploración de la movilidad del raquis lumbar en flexión y extensión

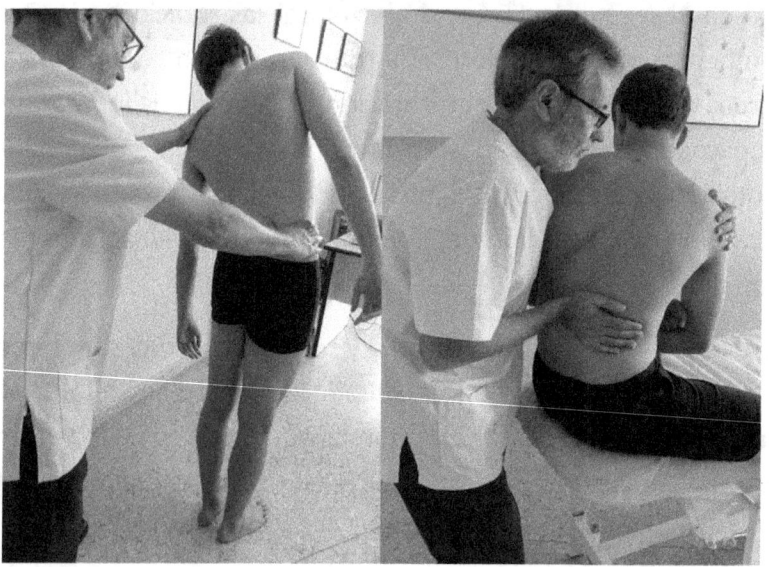

Exploración movilidad raquis lumbar en flexión lateral y rotación izquierdas

En la imagen inferior vemos un esquema en estrella (Maigne R.), donde está señalada la rotación derecha con dos cruces como el movimiento más doloroso, con lo cual, si aplicamos una técnica en rotación, deberá ser realizada hacia la izquierda, que está libre.

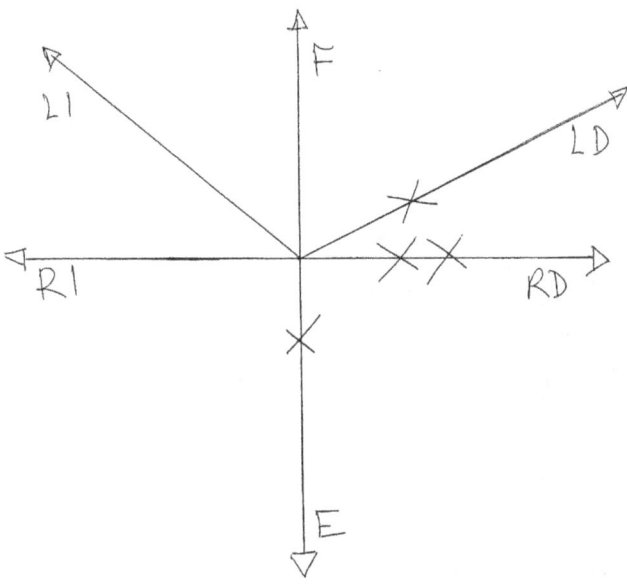

Esquema en estrella: F (flexión), E (extensión), RD (rotación derecha), LD (latero-flexión derecha)

Examen segmentario por palpación

Primero, se realiza el test del pinzado rodado de la piel a nivel paravertebral, a ambos lados de las espinosas, para localizar zonas de tensión vertebral en las regiones dorsal y lumbar; buscando así zonas celulálgicas donde el pinzado rodado es doloroso. Estas se encuentran al mismo nivel que los segmentos en disfunción que deben ser objeto de tratamiento. Este test simplifica nuestro trabajo al localizar las zonas de tensión. Después se examinan los segmentos vertebrales de estas zonas y los de la región cervical mediante unos test específicos que los someten a presión; es la exploración segmentaria (Maigne R.). Esta se realiza efectuando una presión moderada y mantenida unos segundos, con los pulgares en las apófisis espinosas de arriba abajo (presión axial), lateralmente a un lado y al otro (presión lateral), presionando el ligamento interespinoso (presión-fricción de dicho ligamento) y a nivel cervical mediante la presión-fricción de los macizos articulares posteriores con el dedo medio. Este examen permite localizar uno o dos segmentos dolorosos a los que podemos responsabilizar del dolor.

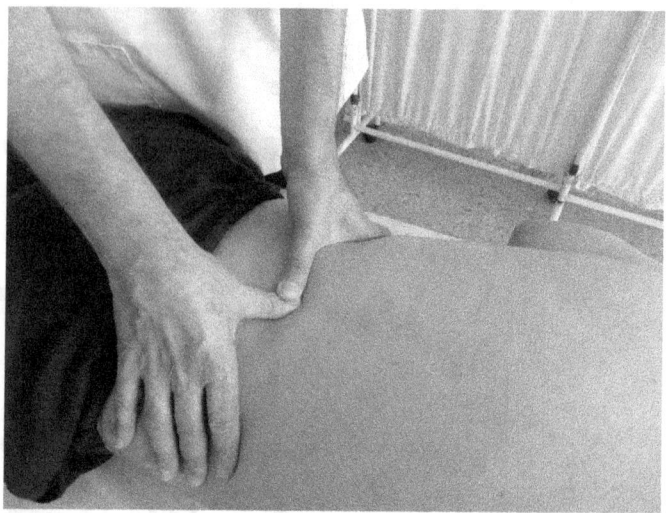

Examen segmentario por presión de las espinosas lumbares

Exploración de los tejidos de la metámera

Se realiza para comprobar la afectación de los elementos pertenecientes a la misma metámera del segmento vertebral en disfunción y consiste en la exploración mediante palpación de los tejidos (dermatoma, miotoma y esclerotoma), cuya inervación depende del nivel vertebral afectado. En esta alteración metamérica se basa también el síndrome celulo-teno-miálgico (Maigne R.).

A nivel del dermatoma, se efectúa mediante el pinzado rodado de la piel buscando zonas de celulalgia; como la responsable de la "lumbalgia de cresta", a nivel de la zona ilíaca y glútea superior, secundaria a la afectación T11-T12 o T12-L1. En el miotoma, se buscan fascículos musculares tensos y dolorosos que se palpan como cordones, que suelen tener un punto gatillo, como puede ocurrir en el músculo glúteo mayor o en el piramidal en la afectación de L5-S1. En el esclerotoma, en caso de falsas tendinitis de origen vertebral, mediante la palpación del tendón, la cual es dolorosa; como en el tendón del glúteo medio a nivel del trocánter (L4-L5), o con el tendón del supraespinoso en el hombro (C5-C6).

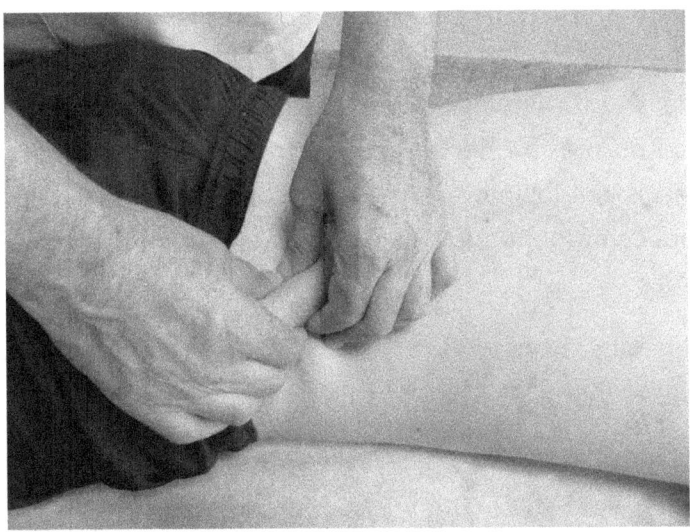

Test del pinzado rodado de la piel buscando una celulalgia

Pruebas clínicas

Se realizarán aquellos test que estén indicados según la semiología del paciente, como el de elevación de la pierna recta, el llamado "test de Lasegue" en caso de ciática. Hay que decir que en esta obra se emplea la palabra test como sinónimo de prueba clínica. Estas pruebas se describirán al estudiar la semiología correspondiente en la cual están indicados.

No obstante, es necesario aclarar con respecto a ellas que no se emplean con la finalidad de obtener una certeza diagnóstica, sino más bien para disminuir el grado de incertidumbre y poder acercarnos más a la comprensión de la afectación o de la lesión del paciente. Lo cual se acerca a la definición de prueba clínica, como la experimentación que se realiza con objeto de investigar la existencia de una lesión, anomalía o alteración de la función musculoesquelética en este caso.

Exploración osteopática de la movilidad

Efectuada sobre los segmentos localizados dolorosos mediante el examen segmentario por palpación, localiza las restricciones de movilidad vertebral, lo cual permite diagnosticar las disfunciones somáticas, a las que, y ante la ausencia de patología, se puede responsabilizar de la sintomatología. Como ejemplo podemos citar el test osteopático de presión de las apófisis transversas lumbares, presionando estas con los pulgares primero con una mano y luego con la otra, para comprobar que ceden elásticamente, moviéndose así con normalidad.

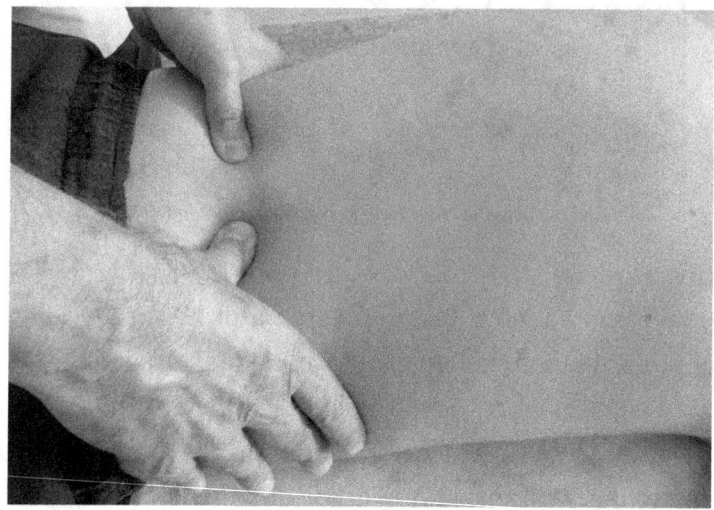

Test osteopático de movilidad presionando las apófisis transversas

Karel Lewit habla de las características clínicas (semiología) del proceso de restricción del movimiento articular, diciendo que la más importante, o disminución de la movilidad, es fácil de detectar en las articulaciones periféricas, pero es mucho más difícil de evidenciar en un segmento vertebral; por lo que las alteraciones cualitativas de la movilidad son muy útiles aquí para diagnosticar este fenómeno, sobre todo la pérdida de elasticidad normal al final del movimiento, de un segmento vertebral o de una articulación con restricción de movilidad.

Es así necesario que el osteópata sepa detectar el movimiento normal de los segmentos vertebrales y, cuando este es anormal (restricción), saber percibir la limitación de la movilidad al realizar pasivamente el movimiento, así como detectar la barrera en dicha movilidad. Esta exploración debe ser rigurosa, para asegurarse de que realmente se trata de una disfunción somática.

Hay que decir que actualmente se prefiere el nombre de disfunción somática para designar el trastorno de la restricción de movilidad articular, como bien dice Greenman en su conocida obra "Principios y práctica de la medicina manual"; añadiendo que este término es codificable en los sistemas actuales de clasificación internacional de enfermedades 9.ª revisión, modificación clínica CIE-9-MC (códigos 739.0 a 739.9). Sustituye a términos anticuados y no muy convenientes como lesión osteopática, subluxación o bloqueo vertebral, entre otros.

RAQUIS LUMBAR

La semiología clínica más frecuente del raquis lumbar es la lumbalgia; se trata de un dolor o tensión localizada por debajo del reborde costal y por encima de los pliegues glúteos inferiores, con o sin irradiación en la pierna.

Describiremos sobre todo la semiología de la lumbalgia aguda o lumbago, como se suele decir, pues las personas suelen venir cuando tienen un dolor agudo o una agudización de una lumbalgia crónica; entonces es prioritario que les realicemos un buen examen clínico, que nos permita una correcta valoración.

Durante años, la mayor parte de las lumbalgias que he visto en mi trabajo de osteópata se deben a trastornos vertebrales o de la articulación sacroiliaca del tipo de disfunción somática o restricción de movilidad; no obstante, también vienen personas cuya lumbalgia se debe a alguna lesión importante como hernias de disco, espondilolistesis, estenosis de canal o incluso a enfermedades reumáticas. Siendo necesario, por lo tanto, saber hacer una valoración clínica de los pacientes que vamos a tratar, para mejor definir su estado de salud e identificar los casos más problemáticos, que requieren una mayor precaución. Para poder cumplir estos objetivos, es de gran ayuda el conocimiento de la semiología clínica de los pacientes que acuden con lumbalgia a los centros de osteopatía, y a esto nos vamos a dedicar en esta parte del libro.

LUMBALGIA DISCAL (POR HERNIA DISCAL)

Se trata de uno de los casos de dolor lumbar más intenso que podemos ver y es esencial que sepamos reconocer su semiología, ya que se trata de una verdadera lesión vertebral; debiendo ser muy prudentes al realizar el tratamiento, por las consecuencias que podría tener en caso de realizarse de un modo precipitado, sin una exploración previa. La causa de esta lumbalgia es una rotura del disco, con producción de una hernia, que presiona el ligamento vertebral común posterior o la duramadre. También puede producirse por una fisura de la parte externa del disco, sin que exista hernia, se trata entonces de un dolor menos intenso; estas fisuras del anillo fibroso se pueden ver en la resonancia.

Este lumbago se suele dar sobre todo en personas jóvenes (20-45 años) que, por someter la columna lumbar a presiones intensas, como en esfuerzos al levantar cargas pesadas, o en trabajos que están mucho tiempo sentados, sufren un deterioro de sus dos o tres últimos discos lumbares, deshidratándose y apareciendo fisuras en el anillo fibroso.

Ocurre en estos casos que durante un esfuerzo, con la espalda inclinada hacia delante, como al levantar un objeto pesado, se somete a una brusca presión a este disco dañado, siendo impulsado hacia atrás su núcleo interno, introduciéndose parte de este en una de las fisuras del anillo, la cual se agranda o se rompe por completo, produciéndose una protrusión o una hernia discal, en caso de rotura completa del disco. La persona queda entonces inmovilizada por un fuerte dolor lumbar, que se produce al presionar la parte herniada del disco el ligamento vertebral común posterior o la duramadre, ya que ambas estructuras están inervadas y son, por tanto, muy sensibles. Pero a veces no es necesario levantar un objeto pesado, sino que esto puede ocurrir solo al inclinarse hacia delante para coger algo del suelo o en una caída sobre la pelvis.

El dolor aumenta con la tos, al estornudar o al realizar esfuerzos abdominales como la defecación, y durante el test de Valsalva (se intenta expulsar el dedo de la boca soplando sin echar el aire), ya que todo esto aumenta la presión abdominal y la del líquido cefalorraquídeo, y en consecuencia la presión del disco sobre las estructuras sensibles; este síntoma es muy importante para el diagnóstico.

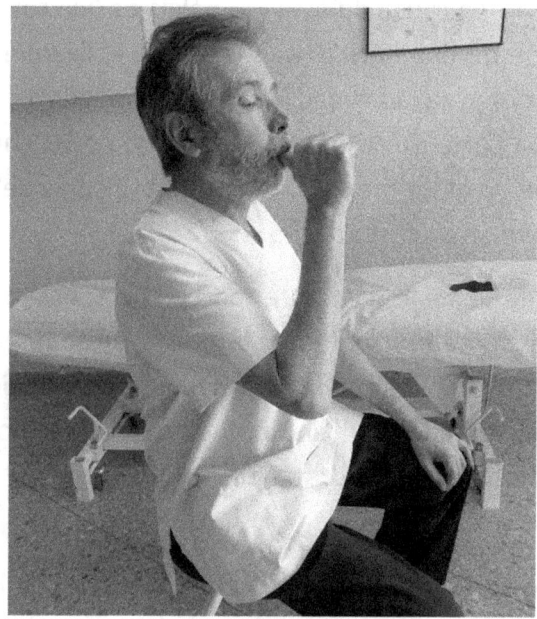

Test de Valsalva

En los casos agudos pueden tener la espalda inclinada hacia un lado; esto se llama desviación antiálgica, es un signo importante propio de los lumbagos agudos y de las ciáticas discales, se produce por una contractura inconsciente para evitar el dolor.

Al explorar la movilidad, vemos que la flexión lumbar es muy dolorosa; aumenta el dolor que tiene el paciente al presionar más la hernia sobre el ligamento vertebral común posterior o la duramadre. Este test se realiza estando el paciente de pie, indicándole que se incline hacia delante manteniendo las rodillas en extensión, de manera que flexione el raquis dorsal y lumbar; esta exploración es clave para el diagnóstico.

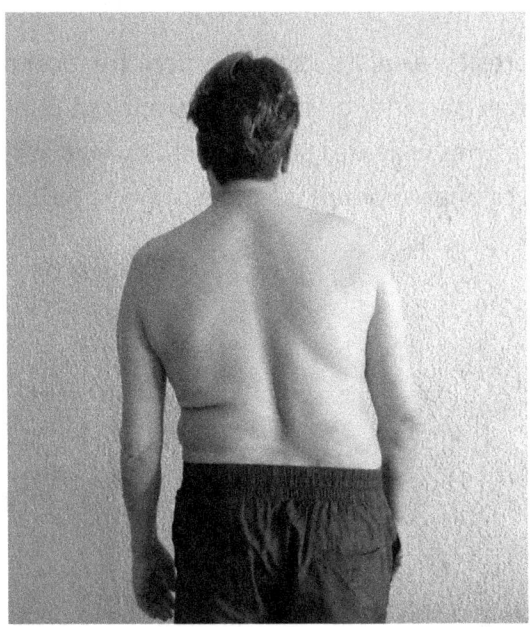
Desviación antiálgica de la espalda

Para Cyriax, el elemento clave en este lumbago es la duramadre, ya que es una estructura inervada y, por lo tanto, sensible, produciendo el dolor que nota el paciente al ser comprimida por la hernia. Según este autor, hay un síntoma dural, el aumento o la producción del dolor con la tos al comprimirse la duramadre y unos signos durales, como el dolor lumbar durante la flexión cervical máxima (test de Neri) o el signo de Kerning (aumento del dolor ciático al flexionar el cuello), así como el dolor lumbar provocado por el test de la elevación de la pierna recta (test EPR) de un modo bilateral.

El test de Neri de flexión cervical máxima activa, como el test EPR (elevación de la pierna recta), movilizan la duramadre, ya que esta se desplaza ligeramente hacia arriba durante la flexión cervical y hacia abajo durante la elevación de la pierna recta, y suelen producir dolor lumbar en caso de una hernia que comprime la duramadre, debido al estiramiento doloroso a que esta es sometida durante dichas pruebas; estos tests que exploran la duramadre son útiles para hacernos sospechar la presencia de una hernia de disco.

El test de presión axial de espinosas permite localizar el segmento afectado; con el paciente en decúbito prono, se realiza una presión vertical con los dos pulgares superpuestos sobre las espinosas lumbares y, al presionar sobre el segmento con la lesión discal, se produce un intenso dolor.

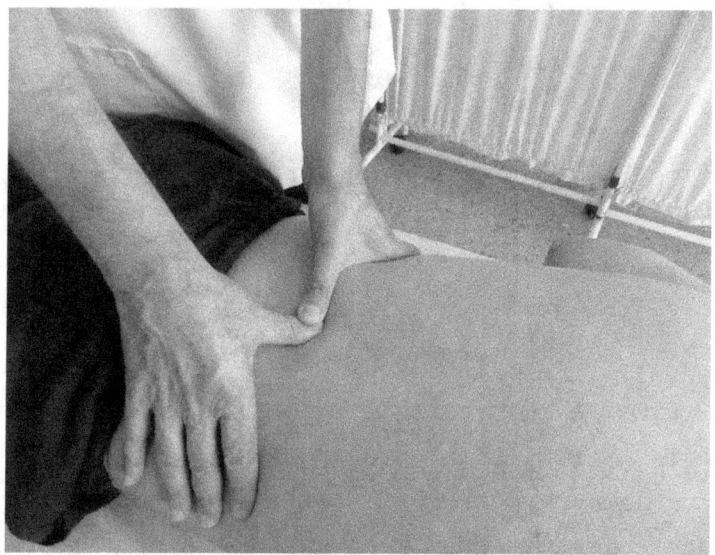

Test de presión axial de espinosas para localizar la lesión discal

Esta crisis de lumbago suele repetirse al cabo de varios meses o años, pudiendo aumentar la intensidad de la lesión discal o el tamaño de la hernia; de manera que muchas personas han sufrido ya varias crisis, esto nos ayuda en el diagnóstico. Para confirmar este, es necesaria una resonancia, donde se verá claramente la lesión discal, que suele ser en L4-L5 o L5-S1.

Es indispensable en estos casos realizar una exploración de la movilidad lumbar y un esquema en estrella de Maigne, previamente al tratamiento osteopático, con objeto de no perjudicar la lesión discal. A veces es necesario citar al paciente después de unos días, diciéndole que haga reposo en decúbito supino que descomprime el disco, tras los cuales el dolor habrá disminuido de intensidad, permitiendo su tratamiento. Las movilizaciones, si son posibles, se realizarán siempre en la dirección no dolorosa, para no aumentar la presión de la hernia sobre el ligamento vertebral o la duramadre. Una vez superada la crisis de dolor agudo discal, suele quedar un estado de dolor lumbar crónico, que permanece durante años, en el cual la lesión discal no produce dolor agudo, pero mantiene unas molestias o dolor menos intenso, presentando de vez en cuando periodos de agudización o de lumbago, en los cuales puede aumentar el grado de lesión discal.

Durante años, la mayor parte de las lumbalgias que he visto se deben a trastornos vertebrales o de la sacroilíaca, del tipo de disfunción somática; pero cuando te viene una persona con antecedentes y unas características del dolor que hacen sospechar la presencia de una hernia de disco, hay que asegurarse y hacer una buena valoración. Para ello emplearemos, además del esquema en estrella, aquellos test como el Valsalva, el de Neri o el de EPR, que si dan positivos nos indican la probable existencia de una hernia produciendo el dolor, a la cual podríamos llamar hernia discal activa. Es, por lo tanto, necesario en la práctica osteopática diaria saber detectar cuándo una lumbalgia es de origen discal, estando producida por una hernia, lo cual le da gran importancia y requiere que seamos prudentes al realizar el tratamiento manual.

Hernias discales. Evolución natural

La mayoría de las hernias evolucionan de un modo benigno, hacia la resolución del conflicto entre el disco herniado y las estructuras sensibles (ligamentos, duramadre, raíces nerviosas), que ocasiona el dolor y otras alteraciones sin necesidad de cirugía. Esto ha sido avalado por estudios científicos (Weber H.); parece que esta evolución está en relación con una disminución de su tamaño a lo largo del tiempo, lo cual ha sido observado mediante imágenes de resonancia. Por lo que se puede decir que las hernias evolucionan de modo natural hacia la resolución del conflicto antes citado, lo cual podría considerarse como una cierta curación a nivel clínico.

Incluso se da el caso de la desaparición espontánea de hernias discales, lo cual ha sido observado en algunos pacientes al repetir la resonancia, y por las investigaciones que se están haciendo no parecen ser casos aislados (Zhong Ming et al.). La hipótesis que mejor explica esto es la que considera que es debido a un proceso inflamatorio y de reabsorción por fagocitosis celular, al ser atacado por el sistema inmunitario el material discal herniado por ser considerado como un cuerpo extraño (Hirotaka Haro). Esto ocurre al ponerse en contacto, por la herniación del disco, el núcleo pulposo, que es un tejido sin vascularización, con el espacio epidural que está vascularizado (Mc Carron Robert F. et al.). De este espacio surge entonces un proceso de vascularización, que conlleva el que los mecanismos defensivos del organismo actúen sobre la hernia, propiciando así un proceso de curación biológica.

Esto explica la situación observada en las listas de espera, en que muchas personas deciden rechazar la intervención quirúrgica, ante la mejoría experimentada durante este periodo. Muy pocas personas necesitan un tratamiento quirúrgico; serían los casos que presentan un síndrome de la cola de caballo, parálisis de la extremidad o dolor muy intenso e intratable.

La osteopatía está llamada a jugar un importante papel en este proceso evolutivo de las hernias, siempre que sus técnicas sean aplicadas de un modo juicioso, después de realizado un completo examen clínico, y de haber analizado el tipo de hernia según el informe del radiólogo.

Lumbalgia discal: test de valoración

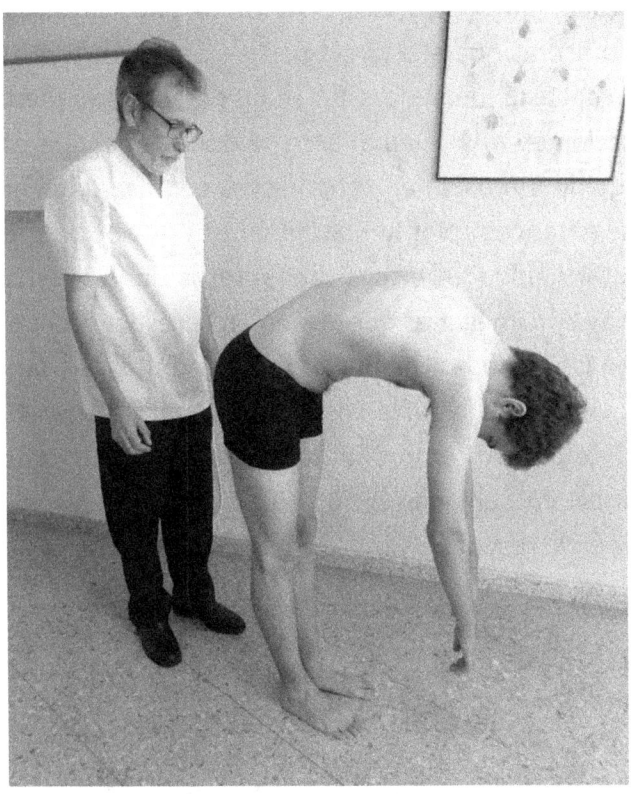

Test de flexión lumbar

Estando el paciente de pies, le pedimos que se incline hacia delante, manteniendo las rodillas en extensión, hasta que sienta dolor en la región lumbar. La flexión del raquis lumbar es muy dolorosa en caso de lumbalgia discal, ya que aumenta la presión que ejerce la hernia de disco sobre el ligamento vertebral común posterior y/o la duramadre. Esta exploración es muy útil para valorar que una lumbalgia está producida por una hernia discal.

LUMBALGIA DISCAL EN DISCOS SIN HERNIA

También puede ser producida la lumbalgia por discos que no tienen protrusión, ni hernia discal; el dolor en estos casos es debido a desgarros o fisuras que afectan la parte externa posterior del anillo fibroso, la cual está inervada. Esto se ha demostrado mediante test de provocación en una prueba llamada discografía, que consiste en inyectar líquido a presión en estos discos con fisura del anillo, produciéndose entonces dolor lumbar, mientras que no se suele producir al inyectar líquido en discos sanos. Estos desgarros pueden corresponderse con imágenes que se ven en la resonancia de estos pacientes; son las llamadas HIZ (high intensity zone), se trata de zonas más claras visibles en la parte posterior del anillo fibroso (Peng Baogan et al.). He podido comprobar la realidad de estas lumbalgias de carácter discal en personas sin protrusión ni hernia, viéndose esta imagen HIZ en la resonancia.

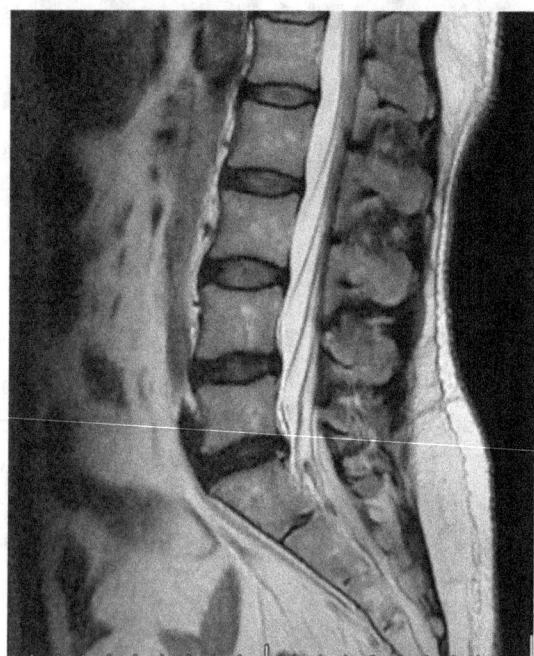

Imagen HIZ en el disco L5-S1

SIGNOS CLÍNICOS QUE INDICAN LUMBALGIA DISCAL

Es muy importante saber identificar las lumbalgias de origen discal, es decir, aquellas que están causadas por una lesión del disco, generalmente una hernia; para ello nos servimos de unos datos claves de su semiología, los cuales nos permiten sospechar esta causa y que describimos a continuación por su relevancia clínica.

El aumento del dolor con la flexión lumbar, por aumentar la presión de la hernia sobre el ligamento vertebral común posterior o la duramadre, al empujar el disco hacia atrás.

La presencia de una desviación antiálgica de la espalda, lateral o en cifosis, en casos agudos, es un signo que indica también un origen discal del dolor.

El aumento del dolor con la tos, el estornudo, la defecación o la maniobra de Valsalva, por aumentar la presión abdominal, y del líquido cefalorraquídeo, lo cual aumenta la presión de la hernia sobre el ligamento vertebral posterior y la duramadre.

La aparición de dolor lumbar con el test de elevación de la pierna recta o con el de Neri, de flexión cervical, esto suele indicar la presencia de una hernia que comprime la duramadre, la cual entonces es estirada al levantar la pierna o al flexionar el cuello y este estiramiento es doloroso.

Existir el antecedente de un esfuerzo en flexión lumbar, antes de aparecer el dolor, es también un indicio del origen discal de una lumbalgia.

La presencia de antecedentes de lumbago o de ciática en meses o años anteriores, pues, como hemos visto, este proceso de rotura del disco se da en forma de crisis que se repiten cada cierto tiempo.

Semiología y valoración clínica en osteopatía

Signos clínicos de lumbalgia discal o discógena

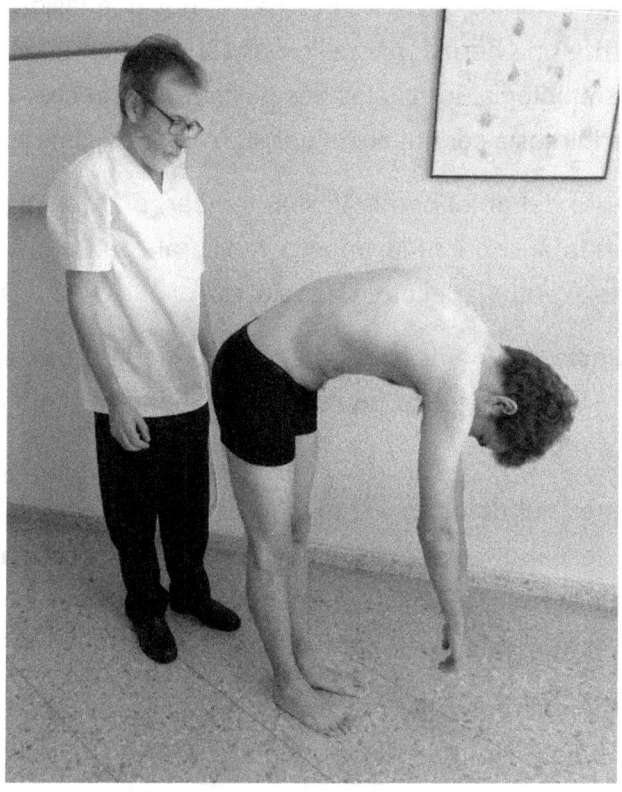

Cuidado ante alguno de estos signos, avisan de una hernia de disco:

La flexión lumbar produce o aumenta la lumbalgia.

Antecedente de esfuerzo en flexión lumbar, previo a la lumbalgia.

Antecedente de crisis anteriores de lumbago o ciática.

La tos, estornudo, defecación y test de Valsalva aumentan el dolor lumbar.

Puede haber desviación antiálgica lateral de la columna, en casos agudos.

El test de elevación de la pierna recta y el de Neri producen dolor lumbar.

LUMBALGIA POR DISFUNCIÓN SOMÁTICA

Afortunadamente, el paciente suele venir a la consulta con un dolor lumbar menos intenso y sin la presencia de signos de dolor discal; entonces nos solemos encontrar con una lumbalgia producida por una disfunción somática lumbar. Esta lumbalgia es más leve, aunque la persona puede decirnos que se ha quedado enganchada o bloqueada al hacer un esfuerzo o movimiento, y venir con un cuadro de "lumbago"; pero el dolor es menos intenso y no están presentes los signos de dolor discal, ya que en este caso el dolor no se debe al disco, sino a una disfunción somática vertebral.

Debemos examinar siempre la movilidad del raquis lumbar; la flexión, la extensión y las flexiones laterales se realizan estando el paciente de pies, mientras que las rotaciones se las hacemos pasivamente, estando sentado a caballo en un extremo de la camilla. Dibujamos a continuación un esquema en estrella de Maigne, como hemos visto al estudiar el examen clínico, donde señalamos los movimientos dolorosos con una, dos o tres cruces.

En este caso vemos que algunos movimientos están bloqueados y dolorosos, mientras que otros no, y la flexión lumbar puede no ser dolorosa, lo cual es indicativo de que la lumbalgia no es de causa discal, ya que en este caso siempre es dolorosa.

Es muy importante examinar la movilidad en rotación del raquis lumbar, ya que es siempre aconsejable realizar el tratamiento con movilizaciones o manipulación de impulso, en la dirección de la rotación lumbar no dolorosa, ya sea con una técnica en decúbito lateral o en sedestación.

Los médicos suelen achacar este dolor lumbar a las lesiones que se observan en las radiografías y resonancias, aunque sean leves, como pinzamiento discal (estrechamiento del espacio entre dos vértebras en la radiografía), así como a leves signos de artrosis. Pero realmente, la causa más frecuente de lumbalgia es la presencia de una disfunción somática (Maigne R.), generalmente en uno de los tres últimos segmentos lumbares (L3-L4, L4-L5, L5-S1); esta disfunción actuaría aumentando la presión en el segmento y, en consecuencia, irritaría los receptores neurológicos presentes en las cápsulas articulares y en otras estructuras sensibles, produciendo el dolor lumbar.

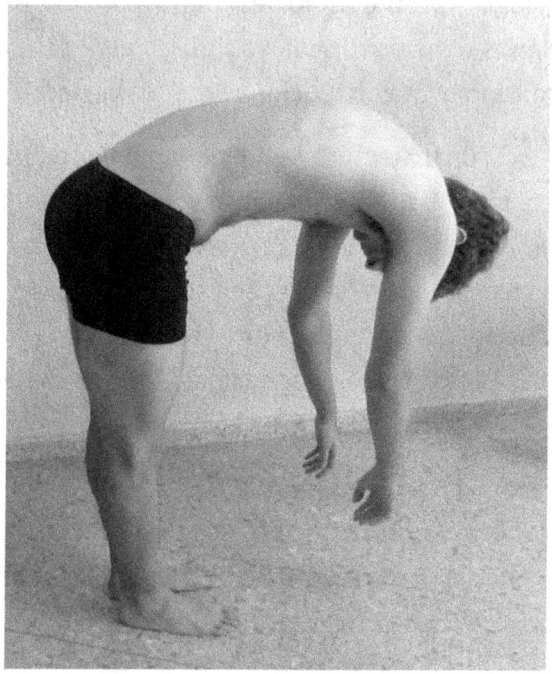

La flexión lumbar puede no ser dolorosa en esta lumbalgia

Como test de diagnóstico para localizar el segmento vertebral en disfunción responsable de la lumbalgia, podemos utilizar el test de presión axial de espinosas; con el paciente en decúbito prono, vamos presionando con los pulgares superpuestos las apófisis espinosas lumbares y, al llegar a la vértebra afectada, esta presión es bastante dolorosa. Posteriormente, se utiliza un test de movilidad osteopático, que confirme la restricción de movilidad, como el de rotación de palanca corta; con el paciente en decúbito prono, se presiona con el pulgar en dirección ventral la apófisis transversa de un lado y luego del otro de la vértebra afectada; normalmente se tiene la sensación de que al presionar cede de un modo elástico, pero si hay una disfunción, se encuentra rígida y dolorosa a la presión en un lado.

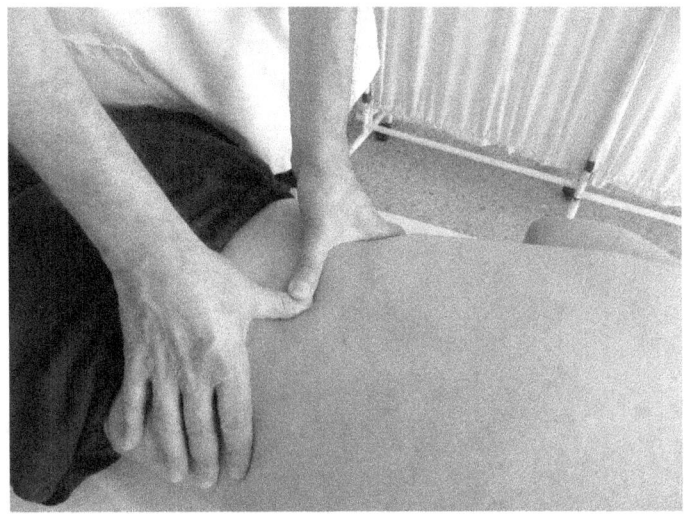

El test de presión axial de espinosas localiza el segmento

De manera que, aunque el paciente nos diga que tiene una protrusión o una hernia, solo pensaremos en una lumbalgia de origen discal cuando estén presentes los signos de dolor discal, debidos a la compresión por la hernia de la parte externa del anillo fibroso, del ligamento vertebral común posterior o de la duramadre; que son estructuras sensibles por estar inervadas. Así algunas hernias o protrusiones son de hace tiempo, están de alguna manera compensadas y no causan dolor.

Lumbalgia por disfunción somática: valoración

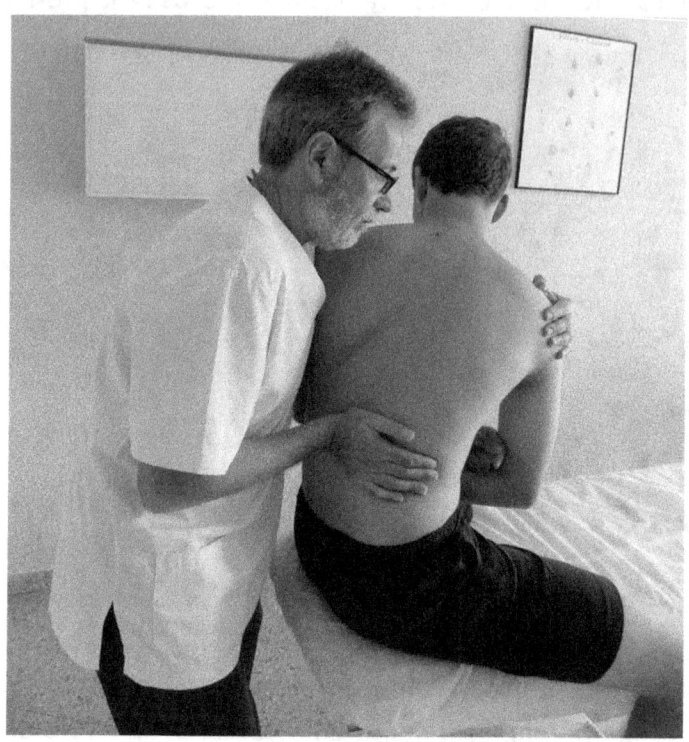

Examen de las rotaciones lumbares

Con el paciente sentado a caballo en el extremo de la camilla, de modo que se fija la pelvis, haciendo presa del hombro y del raquis lumbar, se realiza una rotación pasiva hacia la derecha hasta poner en tensión, luego hacia la izquierda. La aparición de dolor lumbar durante la rotación derecha o izquierda nos indica que no debemos comenzar el tratamiento de la disfunción somática, manipulando o movilizando en la rotación dolorosa, sino en la otra si está libre; esta es la regla del no dolor y del movimiento contrario de Maigne. Esta valoración es muy importante en toda lumbalgia, ya que de ella depende el tratamiento.

LUMBALGIA DE ORIGEN SACROILÍACO

La articulación sacroilíaca representa una causa significativa de dolor lumbar; estudios científicos clínicos apoyan este hecho (Maigne Jean Yves et al.), comprobado en la práctica osteopática diaria, sobre todo en las lumbalgias cuya zona más dolorosa se encuentra por debajo de L5-S1. Así mismo, estas lumbalgias son frecuentemente mal diagnosticadas en la práctica médica habitual, achacándose erróneamente muchas veces a lesiones de artrosis de los últimos segmentos lumbares.

Se puede producir esta lumbalgia a continuación de esfuerzos con la espalda en flexión y algo girada hacia un lado, pero otras veces no se señala ninguna acción, ni gesto desencadenante.

En esta afección, las carillas articulares del sacro y del iliaco, que son complejas, quedan bloqueadas, no deslizándose bien la una sobre la otra, lo que produce una estimulación de los receptores articulares sensibles a la presión, que desencadena el dolor, el cual en ocasiones es bastante agudo (lumbago). Estamos, por lo tanto, ante una disfunción somática o bloqueo articular, más que ante un esguince sacroilíaco, como algunos le han llamado, probablemente por la sensibilidad que se suele observar a nivel de los ligamentos sacroilíacos posteriores.

Se suele manifestar como un dolor glúteo generalmente unilateral, localizando la zona más dolorosa a nivel del hoyuelo de la pelvis. Aunque el dolor de origen sacroilíaco puede ser también referido a la zona lumbar, como una lumbalgia baja, a la ingle y zona abdominal, o a la extremidad inferior, pudiendo presentarse como un dolor por la pierna que aparenta una ciática o seudociática. Suele crear confusión con dolor de origen vertebral, especialmente discal, por una hernia de disco lumbar.

Es característico del dolor debido a la sacroilíaca, el que se desencadene o aumente al estar tiempo de pies (bipedestación dolorosa), o al levantarse de la posición de sentado para iniciar la actividad. También suelen quejarse de dificultades para ponerse los calcetines estando sentados, pudiendo utilizar este movimiento como un test de provocación, teniendo dificultades al ponérselo en la pierna de la articulación sacroilíaca afectada.

Puede manifestarse también la afectación de la sacroilíaca como una ciatalgia, cuando se afecta la parte inferior de la articulación. El dolor nace entonces en el glúteo y se extiende por la cara posterior del muslo, hasta la rodilla e incluso por la pantorrilla; se trata de una falsa ciática, es un dolor proyectado a la pierna, pero sin existir sufrimiento del nervio ciático; el test de elevación de la pierna recta será negativo, es decir, no hay signo de Lasegue.

Al explorar la movilidad lumbar, la flexión puede no ser un movimiento especialmente doloroso, al contrario de la lumbalgia discal, y no presenta los signos característicos de dolor discal. Es un buen test diagnóstico la presión con el pulgar estando el paciente de pies o acostado, en el hoyuelo de la pelvis, que es muy dolorosa, palpándose también tensión en los ligamentos sacroilíacos posteriores.

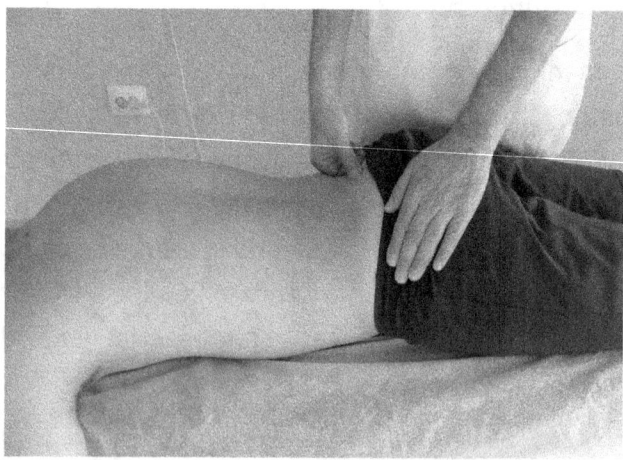

Test de presión en el hoyuelo de la pelvis (sacroilíaca)

Es frecuente que se acompañe de tensión en la musculatura pélvica, lo cual puede complicar el diagnóstico, sobre todo si hay puntos gatillo activos, como suele ocurrir en el piramidal o los glúteos; en todo caso, el tratamiento osteopático de la sacroilíaca es, según mi experiencia, un procedimiento bastante efectivo para disminuir esta tensión muscular.

Los test sacroilíacos de provocación, al someter esta articulación a una tensión, provocan el dolor de origen sacroilíaco; a continuación describimos algunos de los más importantes:

- Test de compresión: con el paciente en decúbito lateral, se ejerce una presión hacia abajo con ambas manos sobre la cresta ilíaca.

- Test de distracción: estando el paciente en decúbito supino, se empuja en sentido dorso-lateral con ambas manos situadas sobre las espinas iliacas antero-superiores.

- Test de Gaenslen: el paciente acostado al borde de la camilla, se sujeta con ambas manos una rodilla de su pierna flexionada, dejando caer la otra de la camilla, la cual se presiona ligeramente sobre su rodilla.

- Test de Mennel: en decúbito prono el paciente, se levanta su pierna cogiéndola de la rodilla, haciendo una extensión máxima de cadera, mientras se fija con la otra mano a nivel del sacro.

- Test de Patrick: con el paciente en supino, se efectúa una flexión, rotación externa y abducción de la cadera, apoyando el talón de ese pie sobre la otra rodilla y con la mano se empuja con un movimiento seco y poco amplio sobre la cara interna de esa rodilla, fijando la cresta ilíaca opuesta.

- Test de compresión de cadera (thigh thrust test): el paciente en decúbito supino con la cadera del lado afectado en flexión de 90º y en ligera aducción, se empuja sobre esa rodilla hacia abajo con rápidos impulsos.

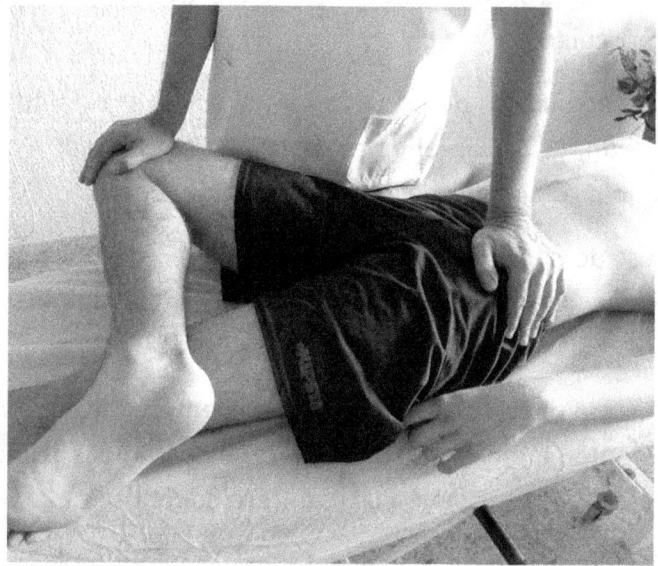

Test de Patrick

Estos test son positivos si producen o aumentan el dolor lumbar o glúteo del que se queja el paciente, lo cual nos indica que la responsable del dolor es esta articulación.

Con respecto a la utilidad que estas pruebas de provocación pueden tener en la práctica osteopática, para valorar si un dolor es de origen sacroilíaco, hay que decir que se consideran útiles siempre que se usen de forma combinada varios de estos test, mejor que uno solo de ellos (Laslett M. et al.).

Cuando se trata de un paciente joven, suele ser un chico, habría que descartar una espondilitis reumática (espondilitis anquilosante), ya que esta suele comenzar como una sacroileítis; pero en este caso, como hay verdadera inflamación, se trata de un dolor de carácter no mecánico, es decir, que no calma con el reposo o descanso, y de predominio nocturno. Así le duele por la noche en la cama, además, en este caso, cuando tratamos osteopáticamente a estos pacientes, no sirve de nada para calmar el dolor, ya que este es debido a un proceso inflamatorio de la sacroilíaca. Hay que preguntar si se ha hecho análisis de sangre, ya que la inflamación sale reflejada en ellos; la velocidad de sedimentación globular (VSG) suele estar aumentada y pueden ser positivas algunas pruebas reumáticas.

Es frecuente ver a pacientes afectados de lumbalgia, la cual ha sido achacada a leves lesiones discales observadas en las radiografías, sin que existan claros signos de dolor discal, tratándose realmente de una lumbalgia de origen sacroilíaco, ya que habitualmente en los reconocimientos médicos no se suele contemplar a la articulación sacroilíaca como una posible causa de dolor lumbar.

Semiología y valoración clínica en osteopatía

Lumbalgia de origen sacroilíaco: test de valoración

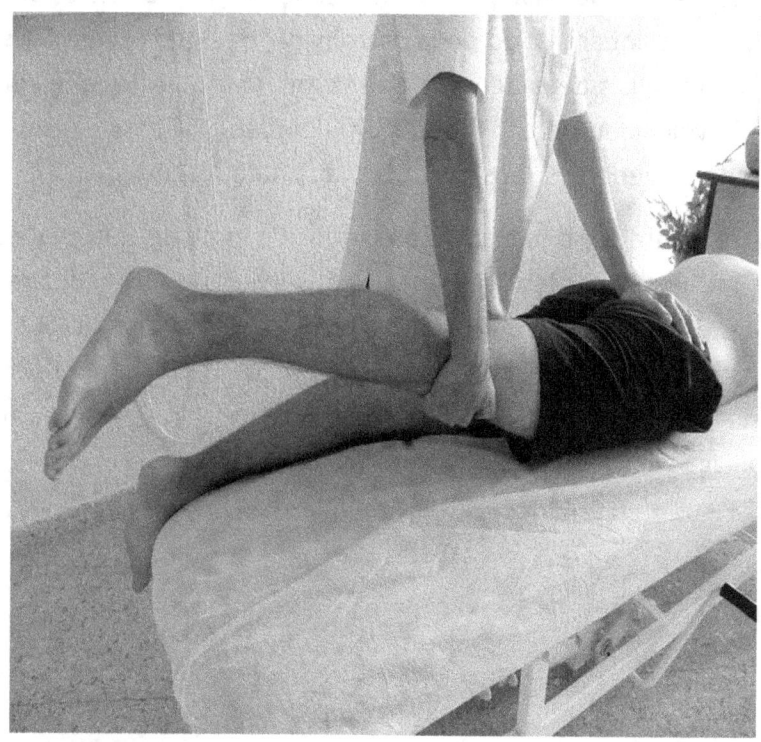

Test de Mennel (test de provocación)

Estando el paciente en decúbito prono, se levanta la pierna cogiéndola de la rodilla, haciendo una extensión máxima de cadera, mientras con la otra mano se fija el sacro; tratando de evitar que el movimiento se extienda a la región lumbar, de manera que se ponga en tensión la articulación sacroilíaca. Si al hacer esto se produce o aumenta el dolor lumbar del paciente, nos indica que se trata de una lumbalgia de origen sacroilíaco.

LUMBALGIA DE ORIGEN MUSCULAR

Puede ser debida a una contractura, producida por el frío, esfuerzo o sobrecarga muscular que, aunque produce un fuerte dolor lumbar, desaparece en pocos días, al cesar la causa y descansar el músculo. Pero también puede estar producida por un síndrome de dolor miofascial (Travell J.; Simons D.), lo cual es frecuente, y esta lumbalgia no desaparece en unos días como la anterior, pues no se trata de una contractura, sino de una alteración localizada del músculo, donde hay un grupo de fibras muy tensas con un punto muy sensible, el punto gatillo, que al presionarlo produce el dolor del que se queja el paciente. Esta presión manual nos sirve como test de diagnóstico de este síndrome.

Entre los puntos gatillo que producen lumbalgia, destacamos en la musculatura paravertebral un punto en el iliocostal, a nivel del ángulo de la última costilla, y otro en el longuísimo a nivel de la primera lumbar; estos dan un dolor sentido más bajo, en la cresta ilíaca o zona glútea. Los puntos gatillo del cuadrado lumbar también son frecuentes, producen un dolor intenso a nivel de cresta ilíaca y cara lateral de cadera, así como los del glúteo medio, llamado el músculo del lumbago, cuyo punto gatillo más frecuente se localiza cerca de la cresta ilíaca, un poco por encima de la sacroilíaca, dando un dolor sentido en esta zona y en el sacro del mismo lado.

A pesar de ser frecuentes los puntos gatillo, muchas veces no se tienen en cuenta como causa de dolor lumbar. Con respecto a esto, hay que decir que en osteopatía se suele dar prioridad al tratamiento de las disfunciones más importantes, encontradas a nivel dorsal, lumbar y pélvico; no obstante, en algunas ocasiones el dolor no desaparece a pesar de este tratamiento, entonces hay que buscar si hay algún punto gatillo implicado y tratarlo.

Semiología y valoración clínica en osteopatía

Lumbalgia de origen muscular: test de valoración

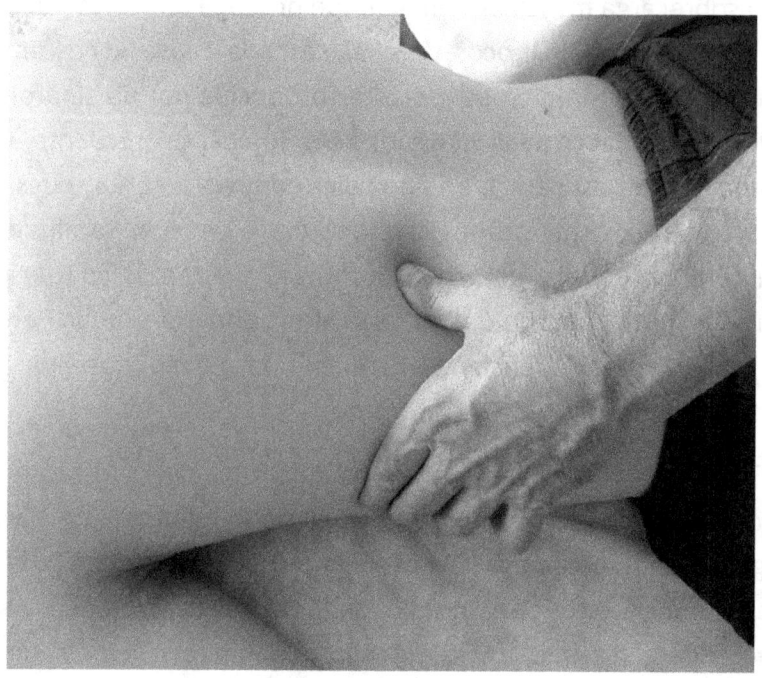

Test de presión del punto gatillo

Se realizará cuando se sospeche que una lumbalgia es de origen muscular, por un síndrome miofascial (punto gatillo), ya sea por la poca eficacia del tratamiento osteopático vertebral o por otro motivo. Se presiona con el pulgar el punto gatillo que se cree responsable de la lumbalgia durante unos segundos, y se observa si se desencadena el dolor lumbar del que se queja el paciente. El reconocimiento del dolor por parte de este es un criterio importante para valorar que la lumbalgia está producida por un punto gatillo.

LUMBALGIA DE ORIGEN DORSOLUMBAR

Es un trastorno poco conocido, a pesar de su frecuencia, y que ocasiona no pocas confusiones y diagnósticos equivocados, como vamos a ver. Pues los pacientes se quejan de dolor en zona de cresta ilíaca y glútea superior, también pueden tener dolor abdominal inferior y en cara lateral de cadera, que pueden dar muchos problemas a la hora del diagnóstico.

Estos dolores no se originan en ninguno de estos sitios, sino que proceden de un trastorno situado a nivel de la charnela dorsolumbar, la cual comprende las vértebras dorsales once, doce y la primera lumbar; de aquí salen los nervios que inervan la piel de estas zonas, donde una celulalgia, producida por una irritación de estos, es la causa de los dolores.

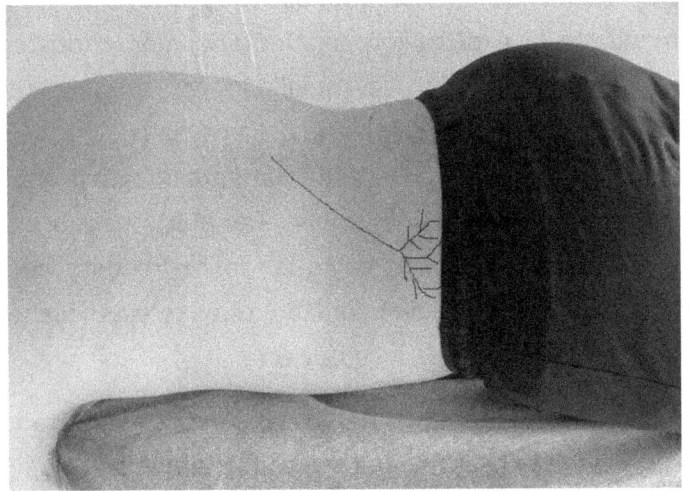

Esquema de la rama posterior del nervio T12 y de su zona de inervación

Esta lumbalgia forma parte del síndrome de la charnela dorsolumbar o toracolumbar, también llamado síndrome T12-L1, descrito por Robert Maigne (1977, 1981); consiste en un dolor proyectado a distancia, en el dermatoma, producido por la irritación del nervio raquídeo en el nivel vertebral afectado de la charnela dorsolumbar (D11-D12, D12-L1).

Para el diagnóstico empleamos la técnica del pinzado rodado de la piel de la cresta ilíaca y glútea superior, buscando la presencia de una celulalgia, esto es, una zona de piel engrosada y dolorosa al realizar esta maniobra, la cual se considera responsable del dolor del paciente.

También podemos buscar un punto muy sensible, el punto de cresta, el cual corresponde al lugar por donde pasa el nervio irritado que proviene de esta charnela. Se explora mediante una presión y fricción con el dedo de todo el borde de la cresta ilíaca, encontrando un punto muy doloroso en esta localización. Junto a este punto se encuentra la zona de celulalgia de la cresta iliaca, debida a la irritación de la rama posterior del nervio raquídeo, que es donde el paciente siente el dolor.

A nivel de la charnela dorsolumbar (D11-D12, D12-L1) encontramos, mediante la exploración segmentaria, uno o dos segmentos dolorosos o con restricción de movilidad, responsables de este dolor, por la irritación del nervio espinal. La causa suele ser una disfunción somática, no hallándose generalmente ninguna alteración en las radiografías a nivel dorsolumbar. También pueden existir otras causas menos frecuentes que hay que tener en cuenta, como alteraciones discales; hay que llevar cuidado, pues se están viendo hernias con más frecuencia en esta localización.

El tratamiento osteopático de los segmentos encontrados afectados a nivel de esta charnela hará desaparecer el dolor del paciente, así como la celulalgia asociada.

Lumbalgia de origen dorsolumbar: test de valoración

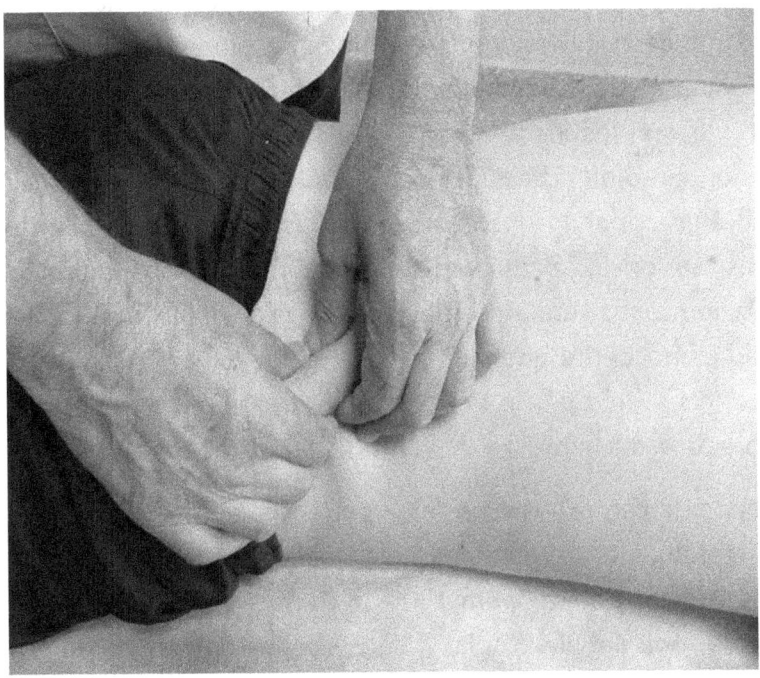

Test del pinzado rodado de la piel de la cresta iliaca

Se coge un pliegue de piel entre el pulgar y los otros dedos con ambas manos, rodando el pliegue así formado por la zona de la cresta ilíaca y glútea superior; es conveniente realizar también el test en las zonas simétricas del otro lado con el fin comparar. La presencia de un engrosamiento de la piel y dolor durante esta maniobra, localiza una zona de celulalgia, que es responsable del dolor lumbar del paciente. La causa de esta es una irritación del nervio raquídeo D11 o D12, de su rama posterior, a nivel de la charnela dorsolumbar (D11-D12, D12-L1).

LUMBALGIA DE ORIGEN MEDIODORSAL

El síndrome de la charnela funcional mediodorsal o mediotorácica (Teyssandier M. J. 1997) se puede manifestar como una lumbalgia, por lo que describimos aquí su semiología, aunque lo haremos más ampliamente en la sección del raquis dorsal. Esta charnela, estando constituida por los segmentos T6-T7 y T7-T8, tiene gran importancia desde el punto de vista funcional, debido a ciertas consideraciones biomecánicas, por lo que sus segmentos vertebrales suelen sufrir fuertes tensiones. Además de ser una zona que sufre también por su relación con la zona visceral y neurológica del plexo solar. Por todo ello es frecuente que sufran desarreglos del tipo disfunción somática, causantes de un verdadero síndrome clínico, que lleva el nombre de esta charnela y que ha sido descrito por Teyssandier M.J.

He podido comprobar con mi experiencia la importancia que tiene el tratamiento de esta charnela mediodorsal, el cual es conveniente efectuar en gran número de pacientes, creo que en parte por relajar la zona del plexo solar o "boca del estómago", cuya tensión es muy importante por el desequilibrio estructural que puede ocasionar. Vamos a describir brevemente la semiología de este síndrome derivado de la afectación de T6-T7 o de T7-T8.

Dolor de espalda, en forma de lumbalgia de localización baja en zona lumbosacra, o como dolor de localización dorsolumbar (lumbalgia alta); estos se agudizan en la noche y tras un decúbito prolongado, por lo que pueden ser confundidos con un dolor de tipo inflamatorio. A nivel de la charnela mediodorsal (T6-T7, T7-T8), más que de dolor se quejan de tensión, la cual en muchas ocasiones sienten también al mismo nivel, pero por delante, en la zona abdominal superior.

Se pueden asociar dolores abdominales que parecen ser de origen digestivo; son falsos dolores viscerales, como dolor en epigastrio o en hipocondrio derecho o izquierdo (boca del estómago o a los lados), debido a una pequeña irritación de las ramas anteriores de los nervios raquídeos que emergen de esta charnela.

Como test de valoración y diagnóstico se realiza la presión de las apófisis espinosas, la cual es bastante dolorosa a nivel de la sexta y séptima vértebras dorsales; así como el test del pinzado rodado cutáneo, el cual suele poner de manifiesto una zona de celulalgia dolorosa posterior, en un lado, a nivel de las últimas costillas, en el dermatoma T7, y otra de localización abdominal anterior, por debajo de las costillas, también en el dermatoma T7. Esta última puede ser responsable de falsos dolores digestivos, al ser sentidos estos dolores como profundos. Estas celulalgias son debidas a la irritación del nervio espinal por la disfunción somática T6-T7 o T7-T8, a nivel de su rama posterior, produciendo la celulalgia de la espalda, o de su rama anterior, dando la celulalgia abdominal. Según Teyssandier, cuando en un paciente con lumbalgia, al explorar la movilidad, se observa la flexión lateral del tronco con dolor o limitación, hay que pensar en el origen del dolor en esta charnela.

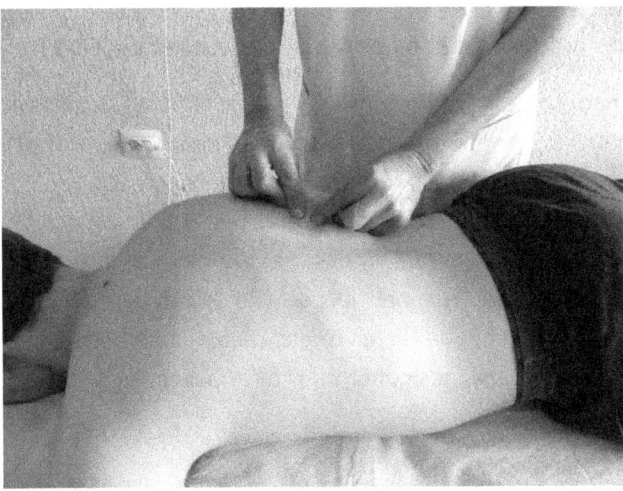

Pinzado rodado doloroso en la zona de las últimas costillas

Lumbalgia de origen mediodorsal: test de valoración

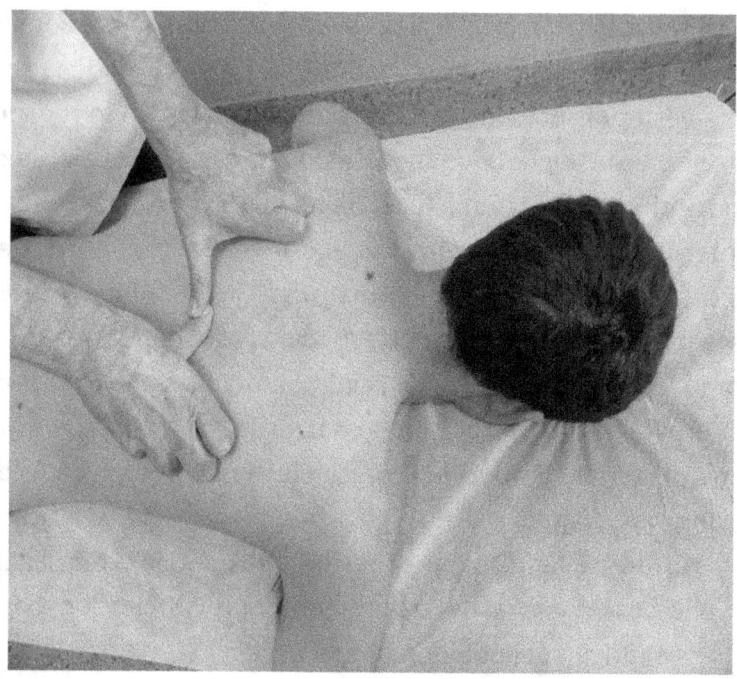

Test de presión axial o lateral de espinosas de T6-T7 y T7-T8

Estando el paciente en decúbito prono, se exploran las apófisis espinosas de los segmentos T6-T7 y T7-T8, mediante una ligera presión axial (imagen de arriba) o lateral con los pulgares; son los test de presión axial o lateral de espinosas. En ausencia de patología, si estos test son dolorosos a nivel de uno o los dos segmentos, localizan un desarreglo doloroso intervertebral menor (DDIM), que puede ser responsable del dolor lumbar del paciente. Si el tratamiento osteopático de la charnela mediodorsal (T6-T7, T7-T8) hace desaparecer la lumbalgia, nos confirma el diagnóstico.

ESPONDILOLISTESIS

Ante un paciente joven, menor de 20 años, con lumbalgia, es necesario muchas veces hacer radiografías, pues hay una alteración que es necesario descartar, la espondilolistesis, la cual es frecuente. Se trata de una deformidad que consiste en un desplazamiento de toda la columna hacia delante, entre las vértebras cuarta y quinta lumbares, o entre la quinta lumbar y el sacro.

Esencialmente, es debido a un defecto o fractura por estrés, localizado en la parte posterior de la vértebra, pues el arco posterior, sobre todo las articulaciones posteriores y el espacio que hay entre ellas o parte interarticular, realizan una función de sujeción, que en caso de fallar, como aquí ocurre, permite el deslizamiento del cuerpo vertebral hacia delante.

De un modo práctico, vamos a ver en nuestras consultas dos tipos de espondilolistesis; cuando es una persona joven, suele tratarse de una espondilolistesis por espondilólisis, pues la causa es un defecto o lisis a nivel del espacio que hay entre la apófisis articular superior y la inferior; está presente en el 5% de la población. Puede ser debida a una fractura por estrés no consolidada, en los niños por caídas de nalgas cuando están aprendiendo a andar (Cyriax), rellenándose el defecto óseo por un tejido fibroso que se va estirando, produciéndose un desplazamiento lento del raquis en el niño, y apareciendo los primeros síntomas, de lumbalgia o ciática en el joven; es el más frecuente. También puede tratarse de una fractura por estrés, frecuente en las adolescentes gimnastas, que fuerzan repetidamente la columna lumbar; suele presentarse en la quinta vértebra lumbar, dando dolores persistentes lumbares inferiores; también puede ocurrir esto en los levantadores de pesas.

Hay otro tipo también frecuente, que se diagnostica en personas mayores de 50 años, la espondilolistesis degenerativa, pues es debido a las alteraciones degenerativas (artrosis) discales y de las articulaciones posteriores, que permiten este desplazamiento, generalmente a nivel de L4-L5, sin que exista defecto o lisis. El desplazamiento aquí nunca es muy grande, pues cuando se completa el proceso de desgaste de las carillas articulares, se detiene al chocar estas contra el hueso.

En la espondilolistesis por lisis, el defecto hace que estén separados el cuerpo vertebral y la apófisis articular superior del resto del arco posterior, los cuales, por los esfuerzos y sobre todo por el peso corporal, se pueden desplazar hacia delante, arrastrando a toda la columna situada por encima. Se trata, por lo tanto, de un proceso de inestabilidad, que contraindica las movilizaciones o manipulaciones a este nivel.

Este deslizamiento del cuerpo vertebral hacia delante, que origina un estrechamiento del canal neural, produce los síntomas por compresión o estiramiento de la duramadre, del ligamento vertebral común posterior o de las raíces nerviosas; estas últimas pueden ser también comprimidas a nivel de los forámenes, estrechados por este mismo proceso. Puede haber también una hernia discal de carácter secundario, causa también de síntomas, la cual se manifiesta en jóvenes.

Pero la espondilolistesis puede ser completamente asintomática y no producir dolor, descubriéndose casualmente al hacer una radiografía. En los niños, el trastorno es normalmente asintomático; en los adolescentes, jóvenes y adultos suele producir lumbalgia, generalmente intermitente, en relación con esfuerzos y sobre todo por estar tiempo de pies, por efecto del peso corporal. Puede producir también ciática con parestesias, unilateral o bilateral, por la compresión o estiramiento de las raíces nerviosas.

En los mayores de 50 años suele ser degenerativa; suelen padecer lumbalgia crónica o ciática, y pueden tener también claudicación vertebral por la estenosis de canal secundaria al desplazamiento.

Pero la espondilolistesis puede ser completamente asintomática, descubriéndose casualmente al hacer una radiografía.

En la palpación, puede notarse un escalón al pasar los dedos por las espinosas lumbares, debido al hundimiento de la columna y a la prominencia relativa por debajo, de la quinta lumbar o del sacro; no hay que confundir esto con la ligera depresión que suele observarse a nivel de la espinosa de la quinta lumbar.

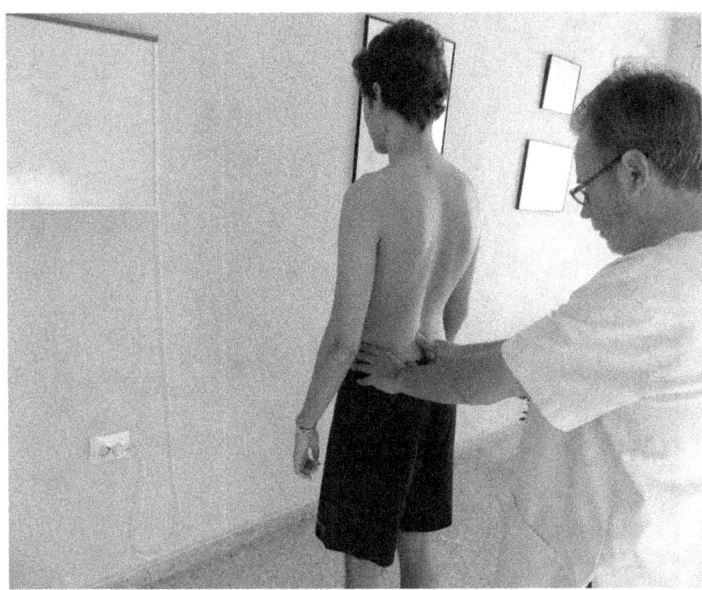

Palpación de las espinosas lumbares buscando un escalón

Esta enfermedad se diagnostica mediante radiografías del raquis lumbar; en la lateral se ve bien el desplazamiento anterior de la columna sobre la quinta lumbar o el sacro. La lisis solo se ve en radiografías oblicuas; en estas vemos normalmente la imagen que parece el perfil de un perrito escocés, donde el ojo corresponde al pedículo, el hocico a la apófisis transversa, la oreja a la apófisis articular superior, la pata delantera a la apófisis articular inferior y el cuerpo a la lámina. En la espondilolistesis, el defecto o lisis se ve en el cuello del perrito que corresponde al espacio entre las apófisis articulares superior e inferior, pareciendo que este lleva un collar.

Semiología y valoración clínica en osteopatía

Espondilolistesis: prueba de valoración

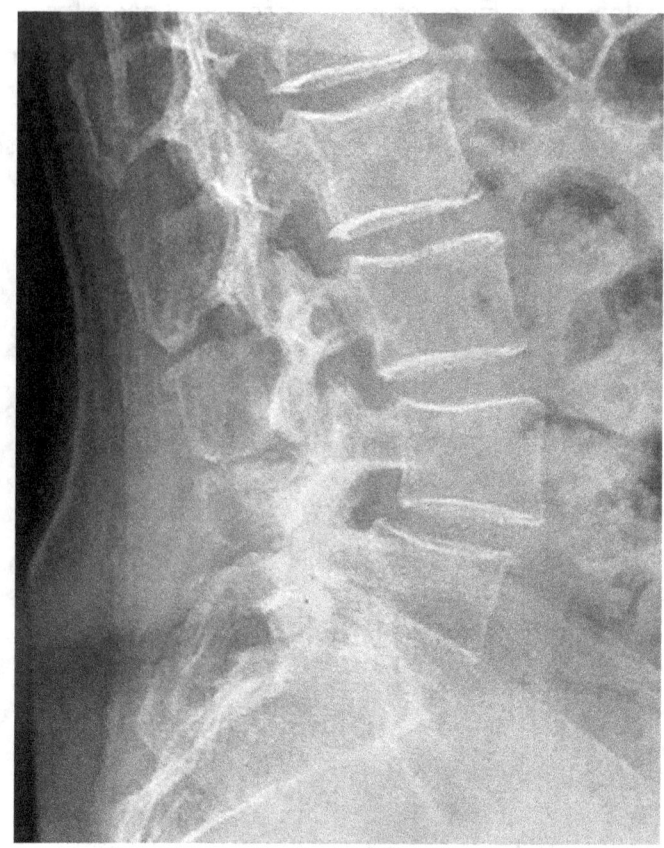

Radiografía lateral de columna lumbar

La espondilolistesis, es decir, el deslizamiento de la columna hacia delante, se ve bien en la radiografía lateral del raquis lumbar; en la imagen de arriba se observa en el nivel L4-L5 cómo la columna se encuentra deslizada hacia delante. El grado de deslizamiento es valorado mediante la superposición de los cuerpos vertebrales adyacentes expresada como un porcentaje (Apley G.; Solomon L.). Para ver la espondilólisis, la lesión en el espacio interarticular, es necesario hacer radiografías oblicuas.

MALFORMACIONES VERTEBRALES CONGÉNITAS

Espina-bífida

En uno o varios arcos vertebrales posteriores no se han fusionado sus dos mitades durante el periodo embrionario; a veces se acompaña de alteraciones del tubo neural y de la piel que lo recubre, esto ocurre en la región lumbo-sacra. Hay una forma grave, la espina bífida quística, en la que, por la falta de láminas, emerge al exterior un saco meníngeo o quiste; esta no la vamos a ver. La espina bífida oculta es la forma más leve; en la radiografía se ve el defecto del arco posterior a nivel de la espinosa, que parece como partida o bífida. Esta malformación, como defecto aislado en una espinosa, se ve aproximadamente en un 5% de las radiografías lumbares y suele carecer de importancia; pero si se trata de un defecto de varias vértebras, en la piel por encima de ellas se pueden observar alteraciones como un hoyuelo, una mancha (nevo pigmentado) o un mechón de pelos, que delatan una mayor lesión; en estos casos puede haber anomalías medulares o de la cola de caballo asociadas. Así, estas alteraciones de la piel en la zona lumbo-sacra nos alertan de algo grave, ya que estos pacientes pueden sufrir un síndrome de la cola de caballo, con enuresis, debilidad o pérdida de sensibilidad en las piernas, etc. Por lo que siempre debemos explorar la piel de la región lumbar en estos casos.

Sacralización-lumbarización

Estas anomalías son frecuentes, normalmente son bien toleradas y no son causa de dolor. En la lumbarización hay una sexta vértebra lumbar, la primera sacra que tiene anatomía lumbar. En la sacralización, la quinta lumbar tiene una o dos de sus apófisis transversas unidas con el sacro, articuladas o soldadas. Por consiguiente, esta vértebra no puede moverse y no debe ser movilizado ni manipulado este segmento.

Espina bífida oculta: prueba de valoración

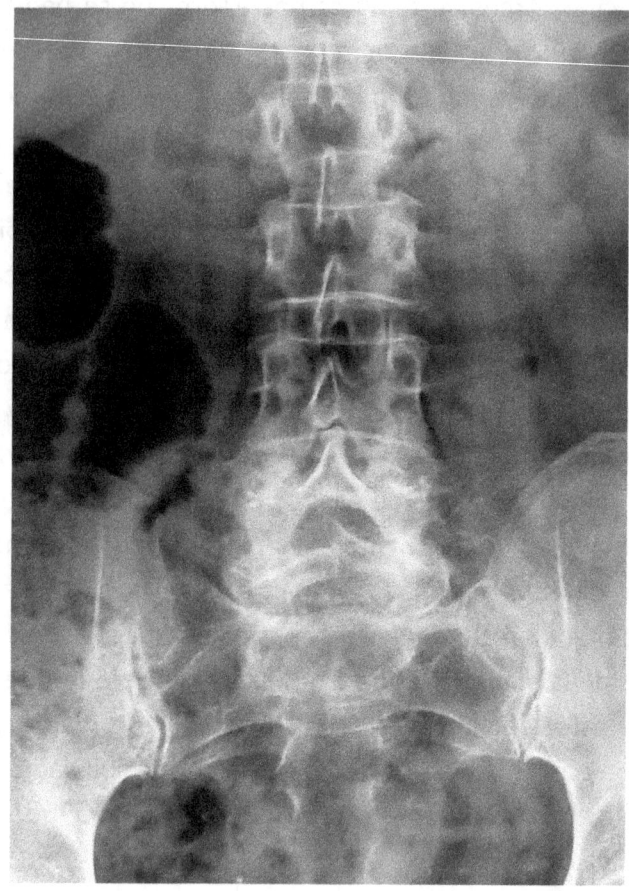

Radiografía antero-posterior de columna lumbar

La última apófisis espinosa antes del sacro no se ve como las otras; está como partida (bífida), pues no se ha cerrado del todo el arco vertebral posterior. Se trata de una malformación de nacimiento llamada espina bífida oculta, en este caso a nivel de la quinta lumbar. En estos casos hay que comprobar que en la zona lumbosacra no haya un hoyuelo, mancha o mechón de pelos en la piel, lo cual nos indicaría que el caso es grave.

SIGNOS DE ALARMA EN LAS LUMBALGIAS

Son las red flags (banderas rojas), como se les suele denominar, que los terapeutas manuales debemos conocer, pues se trata de datos personales en forma de antecedentes, síntomas o signos, que nos indican que puede existir una enfermedad importante como causa de la lumbalgia, lo cual en algunos casos puede requerir la derivación del paciente a asistencia médica.

Cuando se nos presenta con lumbalgia recurrente un paciente joven, menor de 20 años, hay que descartar espondilolistesis o fractura por estrés, como puede ocurrir en gimnastas; hay que hacer radiografías en estos casos.

También en caso de un joven con dolor lumbar y glúteo, hay que descartar una sacroileítis reumática (inflamatoria), por las características no mecánicas del dolor, así como por la velocidad de sedimentación globular (VSG) y la proteína C reactiva (PCR) aumentadas en la analítica, indicando un estado inflamatorio agudo, además de que en estos casos, el dolor no mejora con el tratamiento manual.

Una intervención quirúrgica o técnica invasiva reciente del raquis lumbar, como extirpación de una hernia o incluso una nucleolisis percutánea, puede ser un dato de alarma. Como la existencia de una infección previa (urinaria, renal, etc.), la toma de fármacos inmunosupresores, V.I.H. (virus inmunodeficiencia humana) seropositivo, uso de drogas por vía parenteral o disminución de defensas.

Actualmente, son más frecuentes las infecciones vertebrales (espondilodiscitis, osteomielitis) debido a la práctica habitual de técnicas invasivas de columna, consumo de drogas por vía parenteral, con la entrada del germen por vía sanguínea; o la práctica de tratamientos inmunosupresores que conllevan una disminución de defensas; no hay que olvidar, en este sentido, lo frecuentes que son los tratamientos con corticoides de larga duración. En estos casos de infección vertebral, suele darse también la presencia de fiebre como signo de alarma; hay que llevar, por lo tanto, mucho cuidado ante un paciente con lumbalgia que además tenga fiebre o mal estado general, pues puede tratarse de una infección vertebral o renal.

Se consideran signos de alarma de fractura vertebral como causa de la lumbalgia, la existencia de un traumatismo previo o el antecedente de osteoporosis en esa persona.

Un dolor que no calme con el reposo y que sea de predominio nocturno, no dejando dormir a la persona, puede ser de origen inflamatorio o reumático, por una sacroileitis o espondilitis reumáticas, por ejemplo.

Ante un dolor continuo, durante todo el día, cada vez más intenso, que no calma con los analgésicos habituales, hay que pensar en cáncer. Puede tratarse de un cáncer de próstata o de mama, que ha producido metástasis en columna, lo cual es frecuente, produciendo lumbalgia. En estos casos hay que preguntar por antecedentes tumorales, pues se considera un signo de alarma en un paciente con lumbalgia el que haya padecido previamente cáncer (Verhagen Arianne P. et al.).

La retención urinaria aguda en un paciente con lumbalgia debe hacernos sospechar del síndrome de la cola de caballo, debido a la compresión de las raíces inferiores de la médula espinal, que provoca debilidad en las extremidades inferiores y anestesia en silla de montar, además de la retención urinaria aguda, que se considera una señal de alarma significativa para este síndrome (Valle Calvet M.; Olivé Marqués A.). Un paciente con síntomas sugestivos de síndrome de la cola de caballo debe ser derivado a atención médica, ya que puede requerir intervención quirúrgica.

ARTROSIS VERTEBRAL

Muchas veces se achaca el dolor lumbar a la artrosis que se observa en las radiografías, no siendo generalmente así, sino que se trata más bien de un proceso relacionado con el envejecimiento o la presión elevada en los cuerpos vertebrales, pero que no tiene por qué ser doloroso. Vamos a explicar este proceso artrósico que a menudo es un fenómeno compensador. Pues la artrosis comienza por el disco intervertebral, el cual, por el paso de los años o por ser sometido a presiones intensas, sufre un proceso degenerativo, de desgaste, el cual consiste en una deshidratación y endurecimiento, con formación de fisuras en el anillo fibroso. Todo esto provoca un aplastamiento del disco, con pérdida de su altura normal, dando la imagen radiológica del frecuente pinzamiento discal, o estrechamiento del espacio entre dos vértebras contiguas.

Estos cuerpos vertebrales, al perder así su disco parte de la capacidad amortiguadora, son sometidos a una mayor presión, lo cual provoca una reacción formadora de hueso en los mismos, que da lugar a una zona de una mayor densidad ósea visible en la radiografía, o esclerosis ósea subyacente al disco desgastado, así como a la formación de osteofitos en los márgenes vertebrales. Estos son realmente un rodete que refuerza el borde de la vértebra, pero vistos en un corte en la radiografía, tienen forma de pico de loro. Como consecuencia del estrechamiento del disco, se produce un inevitable desplazamiento de las articulaciones posteriores, lo cual, unido a las mayores presiones a que se ven sometidas, hace que estas sufran también un progresivo desgaste de su cartílago, que se acompaña también de una formación de hueso, dando una artrosis articular posterior, que puede presentar también osteofitos.

A menudo se encuentra artrosis vertebral en las radiografías de personas que tienen dolor de espalda, pero con la misma frecuencia se encuentran estos signos radiográficos en personas que no padecen dolor, por lo cual no se puede achacar a los mismos obligatoriamente el dolor lumbar. Se puede suponer más bien que la artrosis vertebral favorece la aparición de otras alteraciones, como la inestabilidad segmentaria o las disfunciones somáticas vertebrales, las cuales son dolorosas, pero habrá que diferenciarlas mediante los test de movilidad.

Se sabe que el proceso de artrosis vertebral pasa por tres fases consecutivas: la primera es la de disfunción, en la cual las lesiones artrósicas impiden la función normal del segmento; a continuación viene la de inestabilidad, durante la cual el segmento afectado tiene un exceso anormal de movilidad; y finalmente viene la fase de restablecimiento, en la cual los osteofitos y la fibrosis articular conllevan la disminución del movimiento segmentario. Estas fases pueden ser sintomáticas o completamente asintomáticas, no existiendo relación entre la inestabilidad del segmento y síntoma alguno. En el caso de artrosis avanzada, el estrechamiento intenso del disco, junto con los grandes osteofitos que rodean por completo el cuerpo vertebral, producen una gran estabilización, casi como si hubieran sido fijadas las vértebras; de manera que estas personas mayores no tienen dolor, aunque sí una disminución de la movilidad, la cual lógicamente no es recuperable con osteopatía.

Sí que existe una circunstancia en que la artrosis es dolorosa, cuando sufre un acceso inflamatorio que afecta a las articulaciones posteriores (Maigne R.); esto ocurre durante unos días o semanas, en que hay dolor y la exploración de la movilidad es dolorosa en todas las direcciones; después desaparece. En estos casos no es posible realizar movilizaciones por el dolor. Otro caso de artrosis dolorosa es por un osteofito posterior grande que comprime la duramadre, produciendo un dolor continuo durante todo el día (Cyriax J.).

Artrosis vertebral: prueba de valoración

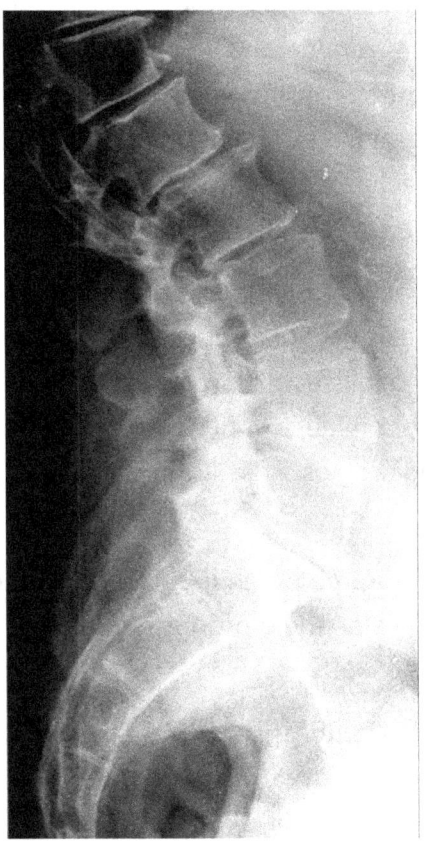

Radiografía de columna lumbar

En la radiografía de columna se ven bien los signos de artrosis discales y vertebrales. Se suelen hacer dos radiografías, anteroposterior y lateral. En la radiografía lateral de arriba, se ven claros signos de artrosis vertebral: estrechamiento del espacio discal en L1-L2 y L5-S1, esclerosis ósea o una mayor densidad del hueso debajo del disco desgastado, sobre todo en la primera sacra, cuyo borde superior se encuentra más marcado por esta esclerosis, y osteofitos en cuerpos vertebrales (primera y segunda lumbar).

NEURALGIA CIÁTICA ("CIÁTICA")

Es una enfermedad que debemos conocer muy bien los osteópatas, pues muchas personas dicen tener o que han tenido este dolor, pero no siempre se trata de una verdadera ciática o neuralgia ciática. Consiste en un dolor de tipo neurálgico (intenso, intermitente), sentido en la extremidad inferior, consecuencia de la afectación del nervio ciático a nivel de su origen en la columna, por compresión o irritación de una de sus raíces (L5 o S1).

La causa más frecuente es una hernia discal, pero puede haber otras, como estenosis de canal, estenosis de foramen por un osteofito grande, espondilolistesis, fibrosis después de cirugía, neurinoma, síndrome del piramidal o varices de vasos glúteos, entre las más importantes. Estudiaremos estas "ciáticas" en sus correspondientes patologías.

La estenosis del foramen o agujero de conjunción por donde salen los nervios espinales suele producirse con frecuencia por un osteofito.

Sospechamos de una fibrosis tras cirugía, cuando ocurre una afectación del ciático con posterioridad a una intervención de columna; como consecuencia de la cual se produce un exceso de cicatrización o fibrosis interna, la cual comprime al nervio espinal o a una raíz nerviosa.

El neurinoma es un tumor benigno de los nervios periféricos, que cuando afecta a las raíces lumbares L5 o S1 puede producir ciática, que se caracteriza por ser resistente a los tratamientos y de muy larga duración.

En el caso de compresión del nervio ciático en la pelvis por varices de vasos glúteos, el dolor se produce o aumenta al sentarse o acostarse sobre el lado afectado, mejorando este al levantarse y con la marcha.

Hay dos tipos clínicos, según la raíz afectada. La ciática L5, en la que el dolor afecta a la parte posterior del muslo, parte externa de la pantorrilla, dorso del pie y dedos, que es la zona de piel dependiente de la raíz L5. En la ciática S1, el dolor afecta a la parte posterior del muslo, parte posterior de la pantorrilla, planta del pie en su parte externa y dedos. Se diferencian sobre todo en la pantorrilla. Pero a veces no sienten el dolor completo, sino interrumpido, o por partes.

Hay otros síntomas en las ciáticas además del dolor, que debemos conocer, ya que tienen una gran importancia desde el punto de vista clínico; como las parestesias o sensación de hormigueo en pierna o pie, que es un síntoma irritativo, o la sensación de acorchamiento en pierna o pie, que puede ser irritativo o deficitario. Y los síntomas deficitarios, por la afectación de la función del nervio ciático, que pueden ser sensitivos, como disminución de la sensibilidad táctil o dolorosa, disminución o abolición del reflejo aquíleo, y motores, como sensación de debilidad en pierna o pie, pérdida de fuerza (paresia) o incluso parálisis.

Síntomas de alarma en una ciática: cuando hay un déficit motor importante con paresia (pérdida de fuerza) o parálisis, incontinencia urinaria, dificultad en la micción, incontinencia de esfínteres o un déficit sensitivo en silla de montar con pérdida de sensibilidad en zona del periné y cara interna de muslos (Gitelman Alex et al.), por compresión de la cola de caballo debido a una gran hernia. Ante cualquiera de estos síntomas o signos, la indicación es quirúrgica; debemos abstenernos de tratar a estos pacientes, además de por la gravedad, por la posibilidad de que achaquen una agravación de los mismos a nuestro tratamiento, debida realmente a la propia evolución del proceso.

En el examen clínico, la anamnesis nos orienta sobre la causa. Así, un antecedente de lumbago agudo, que en días o semanas se ha transformado en ciática, indica una hernia discal. El antecedente de cirugía con extirpación de hernia (laminectomía) indica una posible fibrosis que engloba o comprime el nervio. En una persona muy joven, de menos de 20 años, pensar en espondilolistesis por espondilolisis, o en una fractura por estrés como ocurre en las gimnastas. En los mayores es más frecuente la estenosis de canal, la espondilolistesis degenerativa o un osteofito por artrosis. Ante una ciática que no responde a los tratamientos y de larga duración, pensar en un neurinoma de una raíz del ciático. La inspección podrá revelar una desviación antiálgica de la espalda, una cojera al andar por una pérdida de fuerza o paresia, etc.

En la exploración de la movilidad del raquis lumbar, la flexión está siempre limitada y dolorosa; es equivalente al test de elevación de la pierna recta, pues al inclinarse hacia delante con las piernas rectas, se pone en tensión el ciático y sus raíces. Los otros movimientos generalmente unos están dolorosos por aumentar el sufrimiento del nervio y los otros no. Así, si en un caso de ciática, al explorar la movilidad, se produce o aumenta el dolor ciático en una rotación o flexión lateral determinada, hay que evitar esa dirección del movimiento al hacer movilizaciones, ya que aumenta el conflicto entre el disco y la raíz. Si todos los movimientos son dolorosos, indica una ciática muy importante y de difícil tratamiento.

Test de elevación de la pierna recta (test EPR): con el paciente en supino, se le coge la pierna con una mano y se va levantando lentamente, mientras que con la otra se mantiene recta; al hacer esto se moviliza y pone en tensión el nervio ciático y sus raíces, que se deslizarán libremente por el canal raquídeo y por el agujero de conjunción; pero si hay un obstáculo, como una hernia, no se deslizan libremente, siendo estiradas y produciendo el dolor por la pierna. Como la tensión a la que se somete el ciático y sus raíces durante el test EPR es grande, se realizará siempre con suavidad, muy lentamente y, al menor dolor, se detendrá inmediatamente la maniobra para evitar que la raíz afectada sufra un daño añadido.

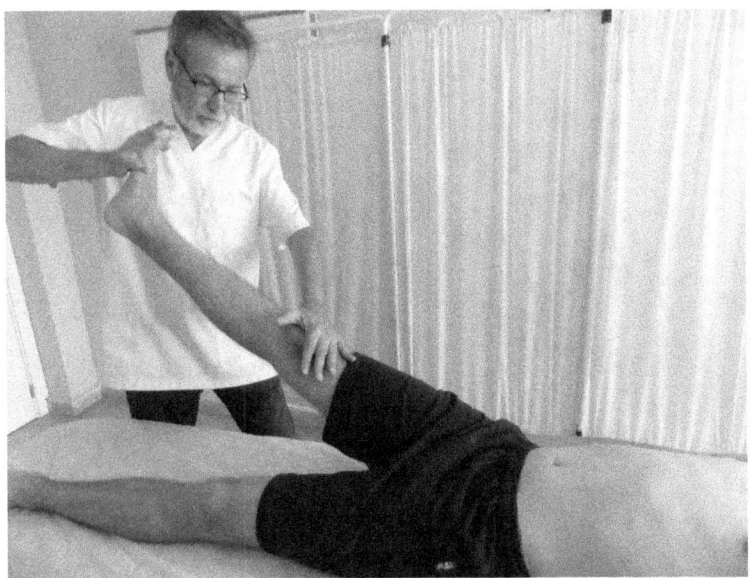

Test EPR con la maniobra de Bragard añadida

El verdadero signo de Lasegue es el dolor de tipo radicular, L5 o S1, que aparece durante la elevación de la pierna recta, hasta llegar a los 60-70 grados; por encima de este ángulo, el ciático ya no es sometido a tensión y un dolor entonces suele deberse a tensión en los músculos isquiotibiales.

Pruebas que sensibilizan el test EPR son la maniobra de Bragard, en la cual se hace una flexión dorsal del pie durante la elevación de la pierna recta, lo cual aumenta la tensión del nervio ciático; y la maniobra de Neri, pidiendo al paciente que haga una flexión máxima del cuello mientras le elevamos la pierna recta; esto produce una ascensión de la duramadre y de las raíces, lo que aumenta la tensión en las mismas.

Maniobras equivalentes al test EPR son la extensión de la rodilla estando el paciente sentado (test de McBride) o la flexión del tronco en bipedestación con las rodillas en extensión, al movilizarse también y ponerse en tensión las raíces nerviosas lumbares.

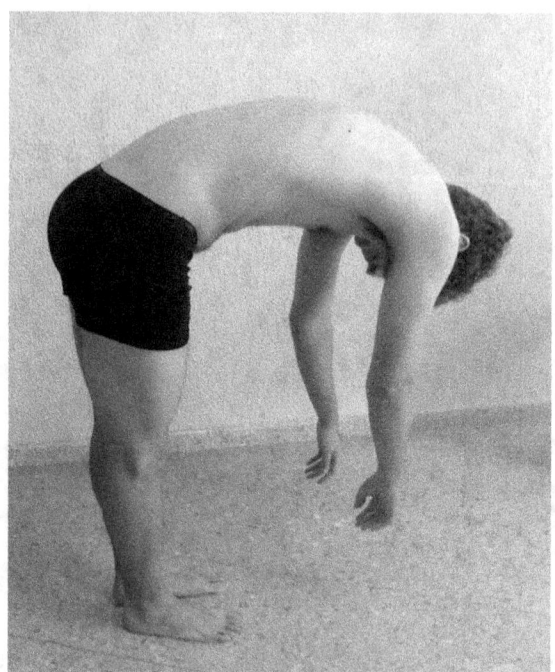

La flexión del tronco es equivalente del test EPR

Otras situaciones que pueden desencadenar el dolor en las ciáticas son aquellas que aumentan la presión del líquido cefalorraquídeo, como el test de Valsalva, la tos, el estornudo o los esfuerzos abdominales como la defecación.

La exploración neurológica en las ciáticas es necesaria, ya que nos informa del grado de afectación del nervio, indicando en algunos casos la gravedad, e incluso desaconsejando las manipulaciones. Esta valoración la realizamos explorando la función del ciático, mediante el estudio de la sensibilidad, reflejos y fuerza muscular que dependen de este nervio, bien de su raíz superior o L5 o de la inferior o S1. Exploramos la sensibilidad táctil, con el dedo o con un pincel, en la zona de piel más dependiente de la raíz; para L5 en el dorso del pie y en la comisura entre el primer y segundo dedo, para S1 en la plan-

Semiología y valoración clínica en osteopatía

ta del pie, en su parte externa, buscando una zona donde la sensibilidad esté disminuida (hipoestesia). Los reflejos osteotendinosos (ROT) no son fáciles de valorar; antes de concluir que un reflejo está disminuido o abolido, es necesario explorarlo varias veces. El reflejo que estudiaremos aquí es el aquíleo, que depende de las raíces L5 y sobre todo S1. La fuerza muscular la exploramos por inspección; haciendo andar al paciente de talones, valoramos L5, de puntillas S1, buscando una pérdida de fuerza que provoque la caída del pié de ese lado, o bien la imposibilidad de andar así, indicando una lesión de la raíz L5 o S1.

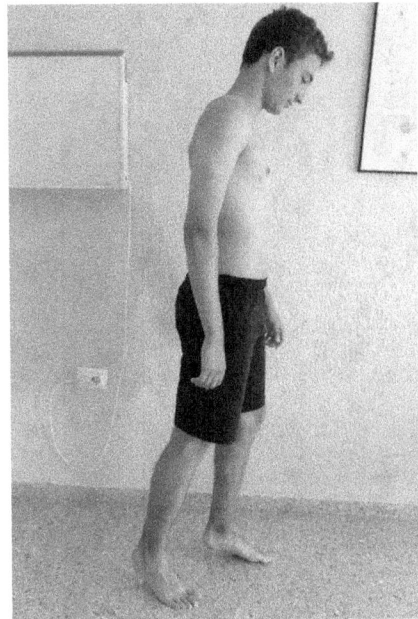 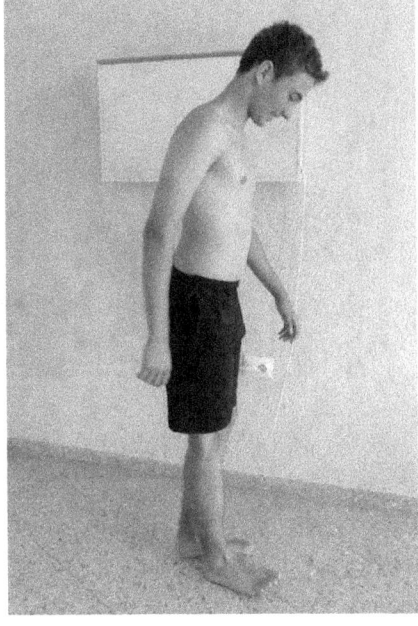

Test neurológico para explorar el ciático: andar de talones (L5) y de puntillas (S1)

Hay también pruebas analíticas de fuerza; son pruebas de fuerza resistidas, que exploran cada vez un solo músculo: la flexión dorsal resistida del primer dedo del pie para la raíz L5, flexión plantar resistida del pie con la rodilla extendida (tríceps sural) para la raíz S1. Comprobar la fuerza es importante para valorar el grado de afectación de una raíz.

Neuralgia ciática: test de valoración

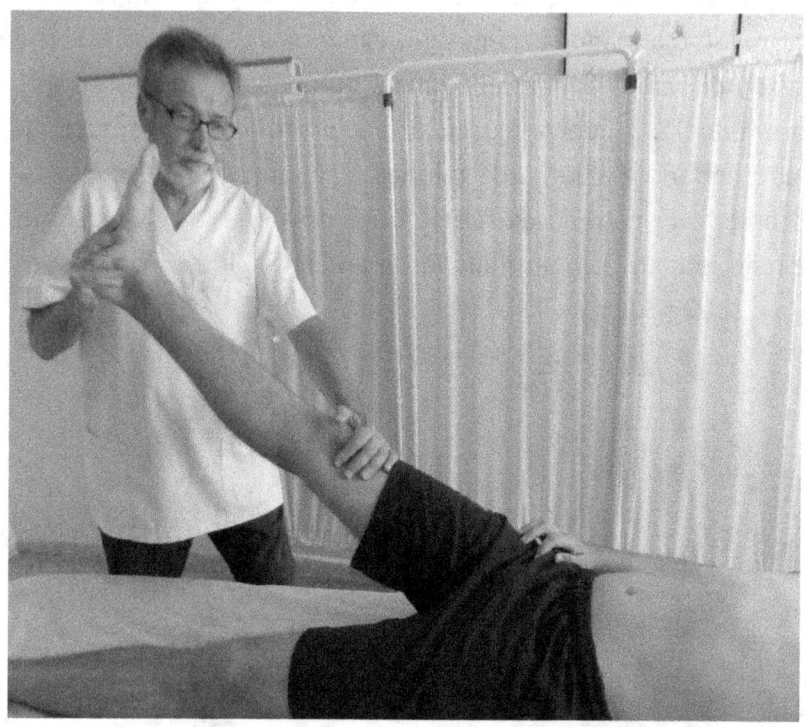

Test de elevación de la pierna recta (test EPR)

Con el paciente en decúbito supino, se levanta su pierna extendida hasta llegar a un punto en que se produce dolor en la región glútea y pierna. La aparición de un dolor agudo, cortante, que sigue el trayecto de una raíz nerviosa por la pierna, es lo que se llama el signo de Lasegue, e indica la irritación de dicha raíz. La causa suele ser una hernia de disco, o bien otro proceso que comprima o irrite la raíz. Se suele decir el test de Lasegue, cuando realmente el test es la elevación de la pierna recta, y el signo de Lasegue, el dolor que se produce por la pierna, siguiendo el recorrido de la raíz afectada del nervio ciático.

CIATICA DISCAL

Es la más frecuente. Se trata del sufrimiento del nervio ciático producido por una hernia discal postero-lateral (para-central), o foraminal, que produce un dolor neurálgico (intenso, lancinante), irradiado por la pierna, al ser irritada o comprimida una raíz de este nervio. Los discos que producen este proceso son los dos últimos lumbares, la hernia del disco L4-L5 y del disco L5-S1. En algunos casos, abombamientos o protrusiones discales que estrechen el foramen pueden producir ciática también, aunque lo más frecuente es una hernia.

Suele producirse al levantar una carga con la espalda flexionada hacia delante, de manera que se produce la rotura del anillo fibroso al introducirse una parte del núcleo pulposo en una fisura de este, produciendo la rotura del disco y una hernia discal. En un primer momento, suele producir un lumbago agudo y, posteriormente, al cabo de horas o días, se traslada el dolor a la pierna, apareciendo la neuralgia. Este proceso se puede repetir, a lo largo del tiempo, aumentando el tamaño de la hernia.

En la exploración suelen presentar una desviación antiálgica de la espalda, generalmente hacia un lado, lo cual es un signo que nos orienta claramente hacia el origen discal de la ciática. Puede haber también parestesias (hormigueos) en la pierna o en el pie, lo cual es un síntoma de diagnóstico muy importante, así como la sensación de falta de sensibilidad en la pierna, que pueden describir como "acorchamiento". Pueden presentar también debilidad o paresia de esta extremidad en los casos más graves. La movilidad está siempre limitada en flexión del raquis lumbar, pues produce el dolor ciático. El test de Valsalva y los esfuerzos abdominales, como la tos y la defecación, aumentan también el dolor por aumentar la presión del líquido cefalorraquídeo y, en consecuencia, la compresión del nervio.

Hay unas formas clínicas especiales que tenemos que considerar, como la ciática hiperálgica que cursa con dolor muy intenso, de manera que el examen y el tratamiento son difíciles de realizar. En la ciática paralizante, suelen venir con el pie caído por una pérdida de fuerza importante, suelen tener afectación de ambas raíces; hay que llevar mucho cuidado con estos pacientes, precisan resonancia. La ciática en los menores de 20 años y en los niños (menores de 14) es muy rara; pensar en espondilolistesis y en hernias discales secundarias. La ciática en ancianos, aunque lo más frecuente a esta edad es por la estenosis de canal, pueden tener también hernias discales; en estos casos, el test de Lasegue puede ser discreto y, sin embargo, tener una clara afectación del ciático.

En cuanto al mecanismo de producción del dolor ciático por parte de la hernia, se pensaba que era solo por compresión sobre la raíz; pero se ha visto que hernias de reducido tamaño pueden producir dolor radicular, lo mismo que las grandes, y esto no puede explicarse solo por el efecto de compresión. Se ha confirmado por estudios que el elemento clave en la producción del dolor ciático es la acción biológica del núcleo del disco herniado, ya que se trata de un elemento no vascularizado que, al entrar en contacto con el espacio epidural donde se encuentran las raíces nerviosas, desencadena una respuesta inflamatoria por parte del organismo que está implicada en la producción del dolor (Mc Carron Robert et al.). Así como la acción irritante que el núcleo pulposo ejerce sobre las raíces nerviosas por contener sustancias neurotóxicas (Olmarker Kjell et al.).

Así podemos comprender que muchas veces sea necesario, además del tratamiento osteopático, la toma de antiinflamatorios, ya sean corticoides o antiinflamatorios no esteroideos, con el fin de tratar el componente inflamatorio que de seguro existirá, sobre todo en las crisis agudas de ciática.

LESIONES DISCALES VISIBLES EN LA RESONANCIA

Vamos a estudiar la nomenclatura utilizada por los radiólogos para nombrar las alteraciones del disco intervertebral que se ven en las imágenes de resonancia; estas deben ser conocidas por todos los osteópatas, ya que es muy frecuente que las personas que tratamos padezcan esta patología, y nos aporten un informe donde se describen con esta terminología.

Actualmente, todo desplazamiento localizado del disco más allá de los límites del espacio discal se considera una hernia, siendo por lo tanto la protrusión discal un tipo de hernia, como vamos a ver. Anteriormente, se denominaban como explicamos a continuación:

- Protrusión discal: prominencia localizada del disco. Pueden estar asintomáticos.

- Hernia discal: cuando se ve una mayor prominencia localizada del disco, formada por material del núcleo pulposo, que ha salido al romperse el anillo fibroso por una fisura. Generalmente, presentan síntomas.

- Hernia discal extruida: prominencia mayor que ha sobrepasado la contención del ligamento vertebral común posterior. Pudiendo migrar craneal o caudalmente, pero manteniendo la continuidad con el disco.

- Secuestro discal: cuando hay pérdida de continuidad entre la hernia extruida o material extruido y el resto del disco.

A veces es difícil diferenciar en la resonancia si se trata de una hernia o de una protrusión. En estos casos tendremos en cuenta lo que diga el informe del radiólogo, ya que es el diagnóstico oficial.

En el año 2001, la Sociedad Americana de Radiología de la Columna, la Sociedad Americana de Neurorradiología, y la Sociedad Norteamericana de la Columna publicaron las recomendaciones para la nomenclatura y clasificación de la patología discal lumbar, con el objetivo de unificar y clarificar la terminología empleada.

En el año 2014 publicaron una nueva revisión y actualización de esta nomenclatura con alguna modificación (Fardon David F. et al.); esta es la más recomendada actualmente para la descripción de esta patología, la cual pasamos a describir a continuación:

- Degeneración discal: incluye diversos cambios que van desde los normales con la edad a cambios patológicos en el disco. Radiológicamente, este término incluye la deshidratación discal, la fibrosis, la disminución del espacio intervertebral, la degeneración mucosa del anillo, el gas intradiscal, etc.

- Abombamiento discal o protrusión anular difusa: cuando el disco sobrepasa los límites de las apófisis vertebrales a lo largo de la circunferencia discal, se produce un abombamiento discal difuso sobre el límite del espacio discal (menos de 3 mm). Se producen por roturas del anillo fibroso. Pueden ser de dos tipos, difusos y asimétricos.

- Fisuras anulares: son separaciones entre las fibras del anillo fibroso o entre estas y el hueso vertebral; están presentes en casi todos los discos degenerados, según su orientación, pueden clasificarse en concéntricas, radiales y transversas. Aunque son frecuentemente asintomáticas, en algunos casos pueden producir dolor.

- Hernias discales: se definen como un desplazamiento localizado o focal de material discal (núcleo, cartílago, fibras anulares o una combinación de los mismos). En función de la forma del material discal desplazado, las hernias se dividen en protrusión y extrusión.

- Protrusión: por definición, la distancia entre los bordes del fragmento discal protruido en el plano sagital no debe ser superior a la distancia entre los bordes del disco de procedencia.

- Extrusión: la distancia entre los bordes del fragmento discal extruido en el plano sagital es superior a la altura del disco de procedencia. Las extrusiones suelen asociarse a defectos en el anillo fibroso y son normalmente no contenidas.

- Migración (hernia discal migrada): es aquella en la que el material extruido efectúa una migración con respecto al disco de procedencia.

- Secuestro: extrusión discal en la cual el material extruido pierde el contacto con el disco de procedencia.

Los desplazamientos discales también pueden clasificarse en función de la presencia o ausencia de contención. Si el anillo fibroso y/o el ligamento longitudinal posterior no está roto completamente, hablamos de una hernia contenida, mientras que si la rotura es completa se trata de una hernia no contenida; aunque muchas veces no es posible distinguirlas por lo que aconsejan evitar estos términos. Las extrusiones discales normalmente son hernias no contenidas.

A partir de la extrusión o hernia discal extruida, según la anterior terminología, es decir, en caso de extrusión, migración o secuestro discal, el tratamiento de manipulación o incluso de movilizaciones a nivel del segmento afectado sería muy discutible, y probablemente en muchos casos contraindicado, dada la falta de sujeción que tienen estos fragmentos desplazados del disco y su posible movilización con el tratamiento osteopático.

Semiología y valoración clínica en osteopatía

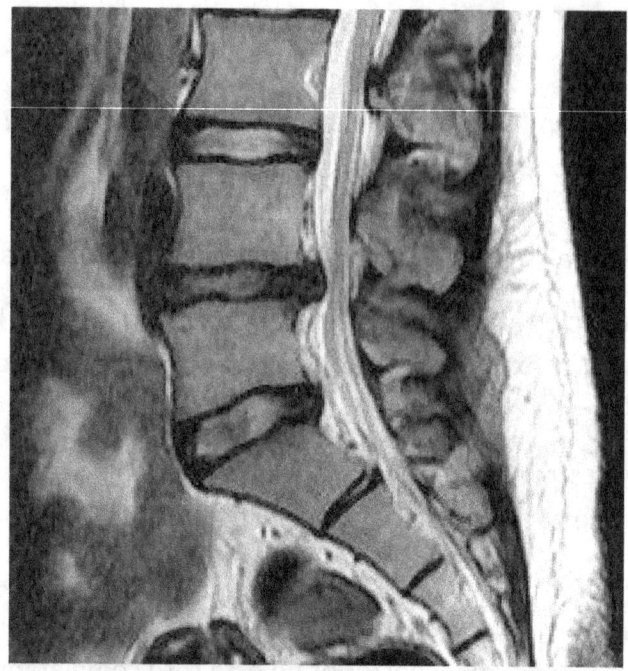

Resonancia: hernia tipo protrusión en L4-L5

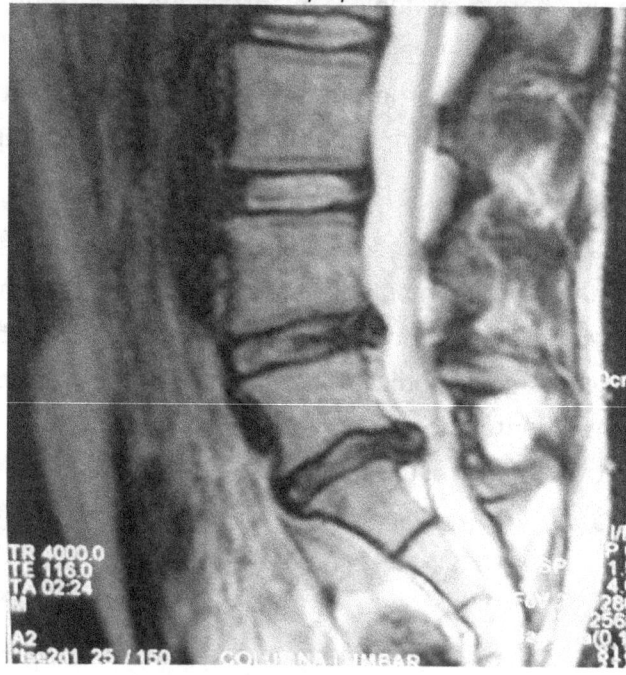

Resonancia: hernia tipo extrusión en L5-S1

Lesiones discales: prueba de valoración

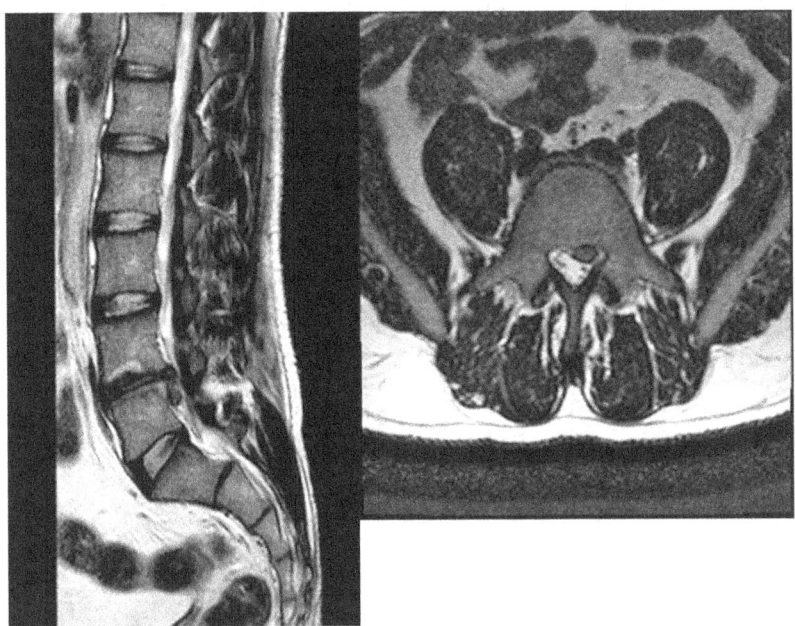

Resonancia magnética de columna lumbar

La prueba de imagen que se utiliza para visualizar y valorar las hernias de disco es la resonancia magnética de la columna. En estas imágenes de resonancia del raquis lumbar, vemos una hernia discal en el segmento L4-L5, extruida y emigrada, en un corte sagital (izquierda) y axial (derecha). Según la nomenclatura actualizada de las lesiones discales (2014), sería una extrusión con migración en L4-L5.

SÍNDROME DEL PIRAMIDAL

Existe controversia en lo referente a este síndrome, pues mientras que algunos consideran que se trata de una serie de síntomas y signos variados debidos al músculo piramidal, como dolor en la región glútea y pierna, así como parestesias y otros síntomas debidos a la compresión del nervio ciático. Otros autores consideran que se trata exclusivamente de la compresión o atrapamiento del nervio ciático entre el músculo piramidal y el reborde óseo del agujero ciático mayor de la pelvis; o bien dentro del propio músculo al pasar una parte del nervio entre sus fibras, lo cual es menos frecuente (Stewart Jhon D.). Esta compresión puede afectar también a los vasos que pasan a través del agujero ciático mayor, produciéndose una compresión neurovascular.

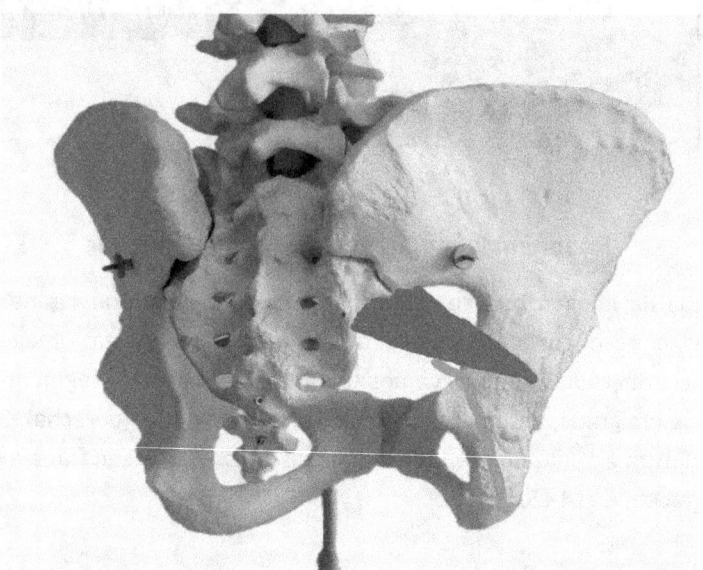

Esquema del nervio ciático saliendo entre el piramidal y el borde óseo pélvico

La causa más probable, según la doctora Travell autora de *Dolor y disfunción miofascial* (Travell J.; Simons D.) y como se desprende también de los informes de cirujanos que han intervenido esta patología, sería un acortamiento y abultamiento por tensión del músculo piramidal, asociado a la presencia de puntos gatillo; lo cual también podría acompañarse de un agujero ciático mayor más estrecho, resultando de todo ello la compresión del nervio ciático sobre este borde óseo de la pelvis.

La experiencia clínica con pacientes sugiere que no es una alteración tan frecuente como se ha supuesto; seguramente se han etiquetado con este nombre muchos dolores glúteos con irradiación en miembro inferior (ciatalgias), pero sin tener síntomas ni signos de daño del nervio ciático, porque realmente se trata de un dolor miofascial o de origen sacroiliaco, entre otros; así se podría decir que este síndrome está diagnosticado en exceso (Stewart John D.).

La semiología de este atrapamiento nervioso es la de una verdadera ciática, es decir, dolor en la nalga, cara posterior del muslo, pierna y a menudo hasta el pie, con parestesias (hormigueos) y posible sensación de adormecimiento en pierna y pie. El dolor en la nalga que aumenta al sentarse es un síntoma común de este síndrome (Hopayian K.; Danielyan A.). A esto podría añadirse el dolor en zona glútea, cadera y parte posterior del muslo, debido a los puntos gatillo de este músculo, así como a la afectación simultánea por "bloqueo" de la articulación sacroilíaca. El dolor producido por la compresión del nervio es de tipo neuropático y neurálgico, o sea, intenso, lancinante (agudo, cortante), quemante, superficial, se siente bien su distribución, y suele asociarse a parestesias.

En la palpación de la nalga de ese lado encontramos una contractura que la recorre en oblicuo de dentro a fuera, que se corresponde con el músculo piramidal tenso, acortado y abultado, el cual suele presentar un punto muy sensible, desencadenante de los síntomas referidos. Se debe descartar una afectación radicular generalmente por hernia discal, mediante resonancia.

El signo de Bonnet (test del piramidal) se busca con el paciente en decúbito supino, con la pierna explorada en flexión de cadera y rodilla, realizándose pasivamente aducción y rotación interna de cadera, con lo cual se tensa el músculo piramidal y aumenta el sufrimiento del nervio ciático, lo que produce el signo de Lasegue, es decir, el dolor neurálgico y otros síntomas como parestesias en la nalga y miembro inferior.

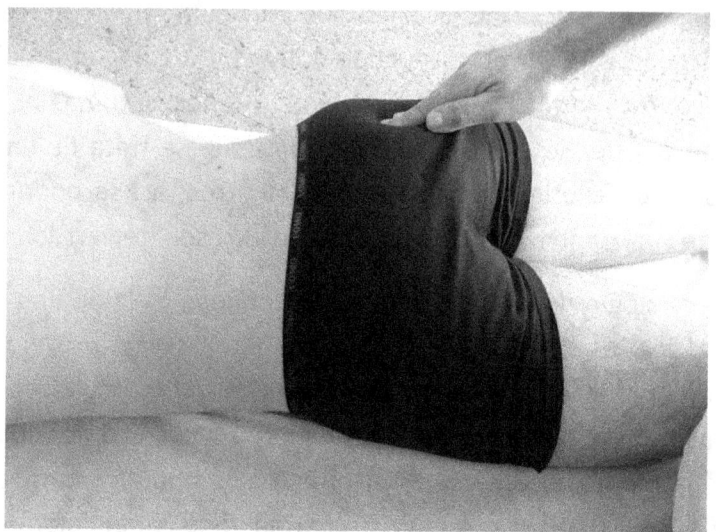

Palpación buscando la contractura en diagonal del piramidal

A todo esto se puede añadir otro factor frecuentemente implicado en este síndrome, como es la disfunción de la articulación sacroilíaca, y en algunas ocasiones nos encontramos ante un problema de tensión muscular del piramidal, asociado a una disfunción de la sacroilíaca; lo cual podría cursar con dolor referido en la pierna, pero de tipo seudociática (falsa ciática), sin existir síntomas neurológicos, por no existir un verdadero atrapamiento del nervio.

Las pruebas de imagen no suelen ser de utilidad en este síndrome, mientras que los estudios electrofisiológicos (electrodiagnóstico) pueden confirmar el diagnóstico, al demostrar signos de alteración de la conducción nerviosa del nervio ciático en el agujero ciático mayor de la pelvis.

Síndrome del piramidal: test de valoración

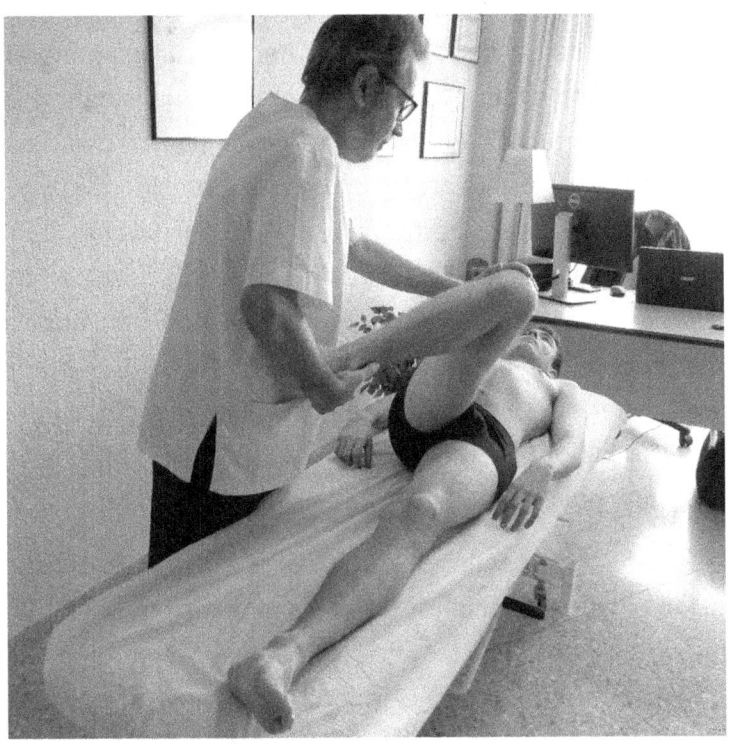

Test del piramidal (signo de Bonnet)

Se busca este signo con el paciente en decúbito supino, con la pierna explorada en flexión de cadera y rodilla, realizándose pasivamente una aducción y rotación interna de cadera, con lo cual se tensa el músculo piramidal. El test se considera positivo si aumenta el sufrimiento del nervio ciático, lo que produce el signo de Lasegue, es decir, dolor neurálgico y otros síntomas (hormigueos, adormecimiento...) en la nalga y miembro inferior.

NEURALGIA CRURAL

Menos frecuente que la ciática, normalmente se debe a una hernia que comprime o irrita la raíz L3, si se trata del disco L2-L3, o bien la raíz L4, si se trata del disco L3-L4, del nervio crural o femoral; produciendo un dolor de tipo neurálgico (intenso, lancinante), por la cara anterior e interna del muslo; se suele llamar cruralgia. Hay otras causas menos frecuentes, como la compresión por un neurinoma, por una metástasis vertebral o durante el trayecto del nervio por una artritis sacroilíaca, una faja de hernia, un hematoma o una fuerte tensión en el músculo psoas, el cual es atravesado por el nervio cerca de la región inguinal. Si se afecta la raíz L3, el dolor llega por la cara anterior del muslo hasta la rodilla; si se afecta la raíz L4, se produce un dolor por la cara anterior de muslo y pierna hasta el tobillo, aunque puede no manifestarse el dolor completo.

Puede producirse después de un esfuerzo lumbar, empezando como una lumbalgia, apareciendo después el dolor por la pierna. Para el diagnóstico tenemos el "test de Leri", con el paciente en decúbito prono, al levantar su pierna flexionada, en extensión de cadera, fijando la pelvis, se produce el dolor por la cara anterior del muslo al estirarse el nervio. Puede haber una actitud antálgica, aunque suele ser más leve que en las ciáticas y puede pasar desapercibida; pueden presentar también signos neurológicos, como parestesias u hormigueos, pérdida de sensibilidad en cara anterior e interna del muslo y pierna, e incluso debilidad muscular del cuádriceps, con disminución del reflejo rotuliano. Antes de efectuar el tratamiento, se debe realizar un examen de la movilidad lumbar, para ver qué movimientos provocan dolor; teniendo en cuenta que los que nosotros hagamos no deben aumentar nunca el dolor por la pierna, lo cual sería señal de estar haciéndolos en una dirección que aumenta el sufrimiento de la raíz del nervio.

Neuralgia crural: test de valoración

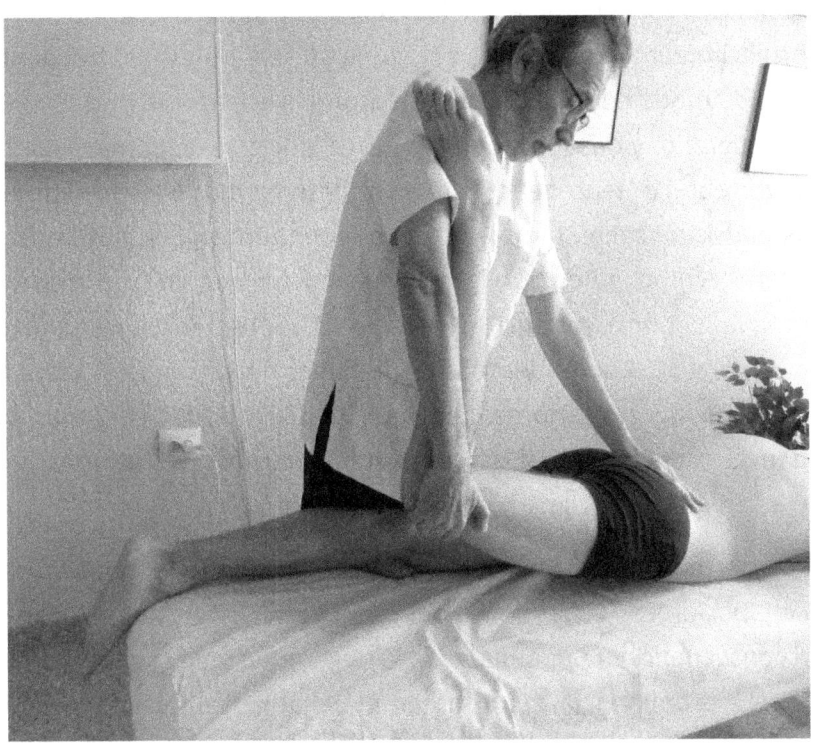

Test de estiramiento del nervio femoral ("test de Leri")

Estando el paciente en decúbito prono, se levanta la pierna flexionada produciendo una hiperextensión de cadera, mientras se fija la pelvis con la otra mano; esta maniobra produce una tracción del nervio femoral. La aparición de dolor radicular a nivel lumbar y en la cara anterior del muslo indica una irritación de las raíces nerviosas L3 o L4, generalmente por una hernia de disco. Este dolor debe diferenciarse del producido en la cadera o por el estiramiento del músculo cuádriceps.

ESTENOSIS DE CANAL LUMBAR

Se trata de una alteración frecuente, que se da generalmente en personas mayores de 60 años, las cuales sienten dolor, sensación de adormecimiento y parestesias en zona glútea y piernas, frecuentemente de modo bilateral; lo cual se produce al estar de pies, o al andar un tiempo, y desaparece al sentarse; por esto se llama claudicación vertebral o neurógena. Este es el síntoma más característico de la estenosis de canal; también suelen tener lumbalgia y síntomas radiculares, como dolor por la compresión de una raíz, lo más frecuente la L5 por estenosis del espacio L4-L5, seguida por la afectación de L4 y S1. Con el tiempo puede haber déficits neurológicos en las extremidades inferiores. Pero más del 80% de las personas que tienen el canal vertebral estrecho no tienen estos síntomas, sino que están asintomáticos (Katz Jeffrey N. et al.).

Todo esto es debido a una irritación de los nervios espinales, producida por un estrechamiento del canal vertebral. Esta estenosis es una consecuencia a largo plazo de la degeneración discal con la consiguiente prominencia del disco en el canal vertebral; así como de los cambios que se producen por la artrosis, como osteofitos en el borde del cuerpo vertebral y la hipertrofia de las articulaciones posteriores, con su prominencia en dicho canal. Además, suele producirse una espondilolistesis degenerativa, que también contribuye al estrechamiento. En ocasiones, el canal es ya más estrecho de manera congénita, o bien el defecto se produce durante la etapa de desarrollo; en estos casos la sintomatología puede aparecer antes, pero se suele achacar a una afectación discal. A veces se asocia la estenosis adquirida de tipo degenerativo con la estenosis congénita.

De manera que cuando en una persona mayor de 60 años observamos dolor tipo ciática y/o claudicación, pensaremos en una estenosis de canal, más que en una hernia de disco, la cual es más frecuente en personas más jóvenes. Este diagnóstico se tiene que confirmar mediante estudios de imagen (resonancia) que permitan la visualización del canal lumbar estrecho. Se suelen encontrar además otras lesiones, como degeneración discal, artrosis vertebral, así como espondilolistesis degenerativa, que hay que valorar.

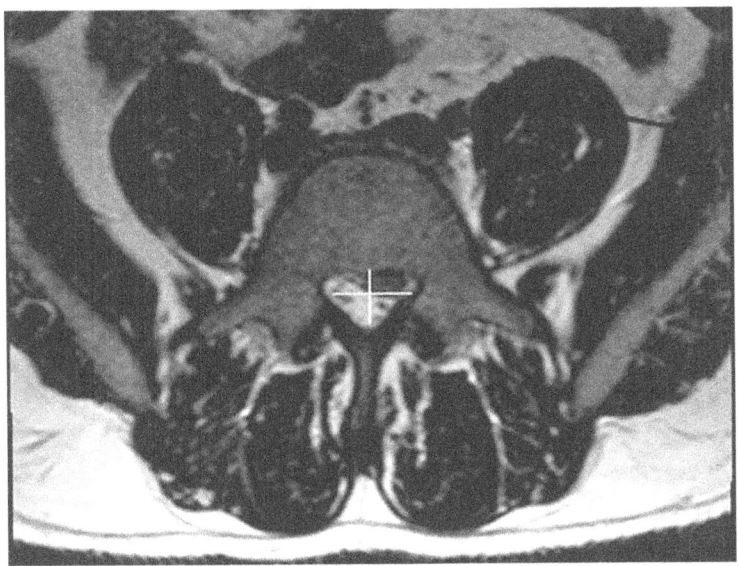

RM, corte axial: estenosis de canal, se han dibujado los diámetros del canal

Por lo tanto, cuando nos venga un paciente diagnosticado de estenosis de canal, además de esto puede presentar otras lesiones, por lo que tenemos que ver todos los informes y pruebas (radiografía, resonancia, etc.) y actuar en consecuencia. Así, en caso de espondilolistesis degenerativa, que es frecuente, hay que tener en cuenta la advertencia que dimos al hablar de la espondilolistesis como una situación de inestabilidad vertebral que condiciona el tratamiento osteopático de los segmentos implicados, generalmente L4-L5 o L3-L4.

Al dolor que se produce en las piernas al caminar, se le llama claudicación vertebral o neurógena, y se debe diferenciar de la verdadera o vascular, la cual es debida a una alteración de la circulación arterial en las piernas, en que en esta el dolor es en la pantorrilla, se calma al detenerse, aunque no se siente y están disminuidos o ausentes los pulsos arteriales.

Como test de valoración clínica se utiliza el llamado test de extensión; estando el paciente en decúbito prono, o en bipedestación, se coloca en extensión forzada de raquis durante treinta segundos y, si aparecen los síntomas, los cuales desaparecen al flexionar la columna, o al sentarse y flexionar la columna, es positivo (Herrera Rodríguez A.; Rodríguez Vela J.).

Estenosis de canal: test de valoración

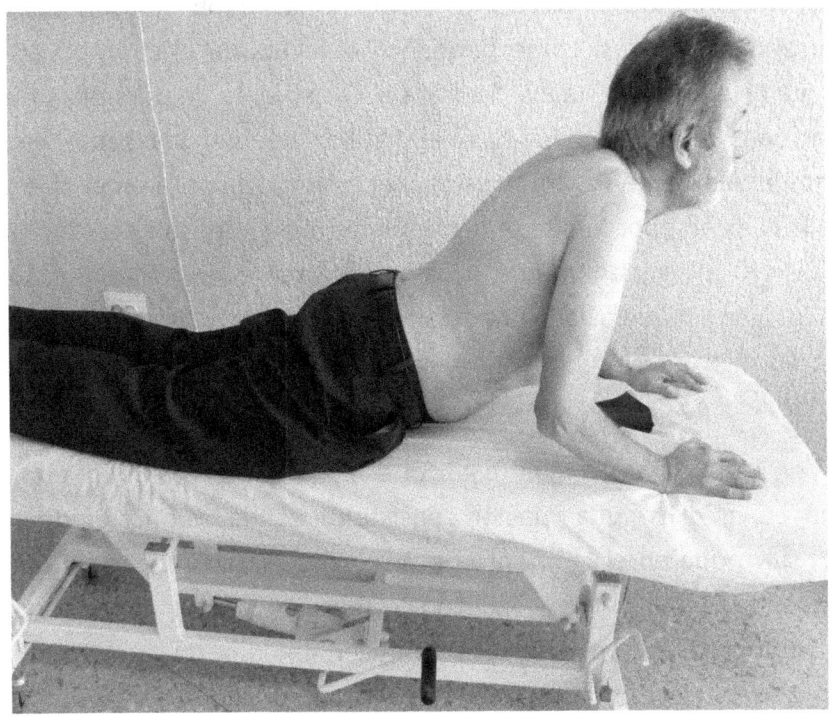

Test de extensión

Estando el paciente en decúbito prono, le pedimos que ponga la espalda en extensión forzada ayudándose de las manos, manteniendo esta posición durante treinta segundos. La aparición de los síntomas de estenosis de canal durante esta prueba (dolor, hormigueos, parestesias, calambres o pérdida de fuerza) es indicativa de que los síntomas de las piernas son debidos a esta enfermedad.

NÓDULOS DE SCHMORL

Suelen aparecer en los informes de resonancia, también en las radiografías, donde es frecuente verlos en la región dorsal y en las vértebras lumbares, como pequeños defectos en el cuerpo vertebral a nivel de los platillos. Se trata generalmente de pequeñas herniaciones de núcleo pulposo en el platillo vertebral adyacente; viéndose en las imágenes cómo se proyecta verticalmente en el cuerpo de la vértebra, por lo que se les llama también hernias intraesponjosas. Han sido generalmente considerados como un hallazgo casual de imagen sin demasiada importancia, aunque actualmente hay opiniones diferentes, y son considerados también como una causa de dolor de espalda.

Con respecto a las manifestaciones clínicas de esta anomalía de imagen, no existe una relación consistente con la producción de dolor, salvo que en el momento de producirse se acompañen de una reacción inflamatoria en el cuerpo vertebral afectado, o que sean de gran tamaño. En el primer caso producen un dolor de carácter inflamatorio, es decir, no mecánico, también nocturno, y en el segundo caso, los nódulos de Schmorl grandes pueden producir dolor dorsal o lumbar, ya por su tamaño o por producir una fractura vertebral.

Al estudiar las imágenes de resonancia de portadores de nódulos de Schmorl, se ha visto que en los individuos sintomáticos, la médula ósea que rodea al nódulo presenta inflamación y edema; no observándose esto en los casos asintomáticos (Takahashi K. et al.). Se piensa que se trata de una reacción inflamatoria en la médula ósea vertebral, ante la fractura ósea e invasión consiguiente del núcleo pulposo; esta reacción puede producir dolor. Posteriormente, al curar la fractura y desaparecer la inflamación, los nódulos se convierten en asintomáticos.

Se encuentran en un porcentaje elevado de la población; para algunos formarían parte del proceso degenerativo discal y de artrosis vertebral; aunque podrían ser también un signo de presión aumentada a nivel de los segmentos implicados, lo cual explicaría su presencia en la enfermedad de Scheuermann.

En cuanto al tratamiento osteopático de los segmentos vertebrales afectados, lógicamente habrá que llevar las precauciones consiguientes cuando estos nódulos condicionen una fragilidad vertebral, ya sea esta por su tamaño o por acompañarse de fractura en el cuerpo vertebral, lo cual será diagnosticado por el radiólogo mediante resonancia.

Actualmente, ya que se ha comprobado en algunos casos la relación del dolor de espalda con los nódulos de Schmorl (Takahashi K. et al.), se recomienda incluirlos como una posible causa de dolor dorsal y lumbar. Es por lo que debemos tenerlos en cuenta los osteópatas, sobre todo si son grandes o se acompañan de una reacción inflamatoria en la resonancia.

Nódulos de Schmorl: valoración

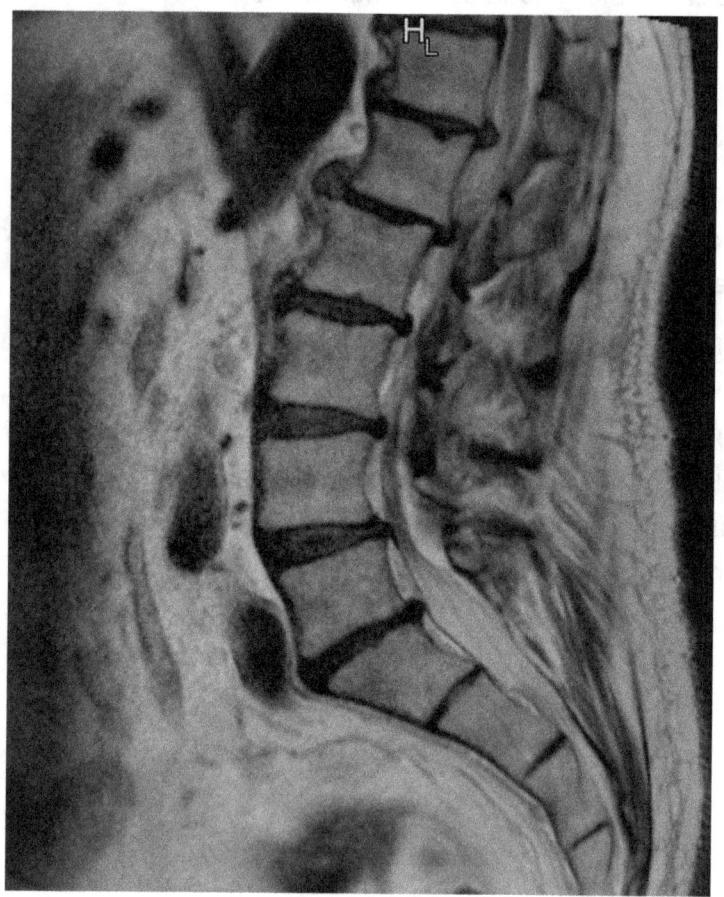

Pruebas de imagen

Aunque se pueden ver en radiografías, los nódulos de Schmorl se visualizan mucho mejor en resonancia, donde se puede ver además si hay una reacción inflamatoria en el cuerpo vertebral, rodeando al nódulo, que puede ser causa de dolor. En esta imagen de resonancia, en un corte sagital, vemos uno de estos nódulos en la parte superior del cuerpo de la primera vértebra lumbar.

HEMANGIOMAS VERTEBRALES

Es muy frecuente que los veamos en los informes de resonancia, generalmente en los cuerpos vertebrales; son tumores benignos, formados por vasos sanguíneos. Pueden ser clasificados en cuatro tipos según el tejido predominante de que están formados: capilar, cavernoso, arteriovenoso y venoso; los que están localizados en el hueso suelen ser de tipo capilar. Las localizaciones más frecuentes en las que se suelen encontrar son el cráneo y las vértebras; en este caso, son más frecuentes en la parte inferior de la columna dorsal.

Suelen ser de pequeño tamaño, y aparecer como una lesión aislada en un cuerpo vertebral, sobre todo en la región dorsal y lumbar; entonces no tienen importancia, suelen ser asintomáticos y, en caso de dolor, hay que pensar en otra cosa como causa del mismo. De hecho, lo más habitual es que se encuentren casualmente, al realizar estudios de imagen por motivo de dolor de espalda. En la radiografía se sospecha su presencia, cuando vemos una vértebra con un engrosamiento de las trabéculas verticales y una disminución de las horizontales, dando una imagen de estriaciones en celda de cárcel.

Normalmente son asintomáticos; solamente en un escaso porcentaje del 1 al 7%, en que son grandes o numerosos, ocupando una parte importante del cuerpo vertebral, se considera que pueden ocasionar síntomas, generalmente dolor, así como condicionar que esa vértebra sea más frágil, pudiendo favorecer las fracturas vertebrales. Luego, si son de un tamaño pequeño o normal y están aislados, que es lo más frecuente, no tienen importancia de cara a nuestro trabajo. Pero si son grandes, o numerosos, sí que los debemos tener en cuenta por la fragilidad que pueden producir en la vértebra afectada; se evitarán en estos casos las técnicas que sometan dicho segmento a una presión considerable.

MERALGIA PARESTÉSICA

Se trata de un trastorno extraño para el que no conoce su semiología, que se caracteriza por sensaciones raras, parestésicas en la cara lateral del muslo. Esta zona es inervada por el nervio femorocutáneo, nervio sensitivo que nace de la rama anterior del segundo nervio raquídeo lumbar y se vuelve superficial en un punto que se sitúa dos cm por debajo de la espina ilíaca anterosuperior; después desciende a lo largo de la cara anterior y externa del muslo. El paciente se queja en esta zona de una sensación desagradable, de piel acorchada, acartonada, con hormigueos y parestesias. La piel es muy sensible y el contacto con la ropa puede ser desagradable.

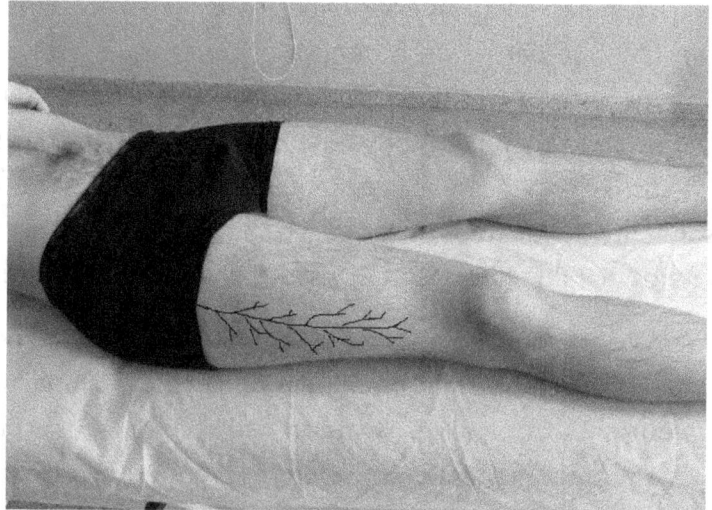

Esquema del nervio femorocutáneo y de su zona de inervación

Puede haber alteraciones de la sensibilidad, en forma de déficit o de exceso, con dolor al tacto; siendo siempre dolorosa la maniobra del pinzado rodado de la piel en esta zona, por la presencia de una celulalgia. Esta afección no es tan rara como parece, pero cuando es ligera solo provoca en el paciente una sensación desagradable de carácter leve, a la que se ha acostumbrado. No sucede lo mismo si se trata de una forma más intensa, más molesta, lo que puede preocupar a la persona y llevarla a consultar.

La meralgia puede deberse a la irritación del nervio femorocutáneo, en su emergencia cerca de la espina iliaca anterosuperior, debido a microtraumatismos, presiones sobre el muslo e ingle (fajas de hernias), etc.; puede haber también un atrapamiento del nervio, por fibrosis o engrosamiento de la fascia iliaca, al pasar este por un canal abdominal y pélvico antes de hacerse superficial. También puede existir un origen vertebral; así la aplicación del examen clínico que hemos descrito, permite generalmente poner de manifiesto una sensibilidad dolorosa a la palpación del segmento L2-L3, a pesar de que normalmente está limpio en las radiografías, lo que suele indicar su implicación en esta patología.

El paciente puede quejarse además de dolor lumbar; y el pinzado rodado de la piel es bastante doloroso en la zona anterior y externa del muslo, inervada por el femorocutáneo, zona de localización de las molestias. Se puede emplear para el diagnóstico el test de Leri (Lasegue invertido), ya que al hiperextender la cadera pasivamente, se produce una tensión en este nervio y se pueden manifestar las parestesias.

Como muchos dolores vertebrales, la meralgia parestésica parece tener una doble etiología, una alteración del segmento L2-L3 y alguna tensión que afecte al nervio durante su recorrido; este elemento periférico y el vertebral son variables en cuanto a su implicación. Previamente al tratamiento, se debe realizar una exploración en busca de una tensión musculoesquelética significativa, tanto a nivel vertebral como en la región implicada por el trayecto del nervio, y en general el tratamiento del segmento relacionado (L2-L3), y de sus zonas adyacentes suele ser eficaz.

Meralgia parestésica: valoración

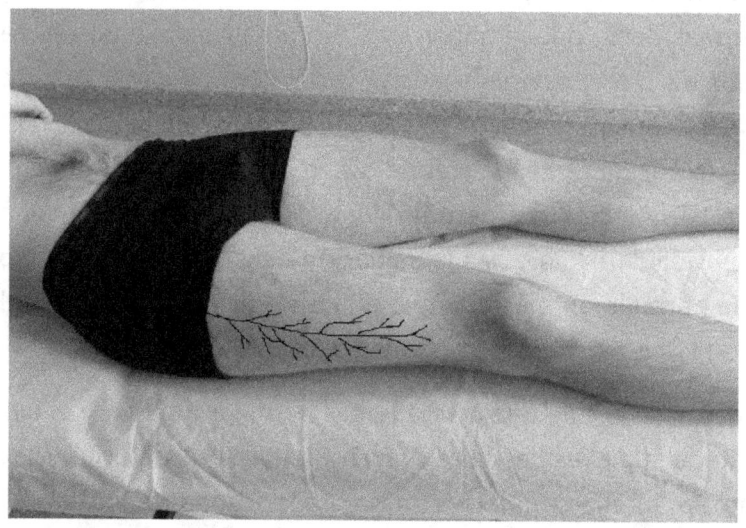

Semiología

El paciente se queja en la cara lateral del muslo de una sensación desagradable, de piel acorchada, acartonada, con hormigueos y parestesias. La piel es muy sensible y el contacto con la ropa puede ser desagradable. Esta zona es inervada por el nervio femorocutáneo (dibujado en la imagen).

Realizar una extensión pasiva máxima de la cadera, con el paciente en decúbito prono, fijando la pelvis con la otra mano (test de estiramiento del nervio femoral), puede tensar el nervio femorocutáneo y desencadenar los síntomas de la meralgia en el muslo (ver página 85).

COCCIGODINIA

Nos referimos al dolor en el coxis, pero hay que asegurarse de que se trate de un dolor localizado en la zona coccígea, sin irradiación, y además que se produce o aumenta al estar sentado. Es necesario pedir al paciente que con un dedo señale la zona dolorosa, que debe corresponder al coxis. Hay que dudar de cualquier dolor más difuso, o que aparezca por igual estando de pie o sentado (Maigne Jean Yves).

Las que pueden mejorar con un tratamiento osteopático son las llamadas coccigodinias mecánicas, es decir, relacionadas con una alteración mecánica del coxis o de la articulación sacrococcígea. Pero no todas son de esta naturaleza; las hay producidas por infecciones de la zona, las cuales lógicamente necesitan una atención diferente; o de causa tumoral, como la producida por un cordoma o tumor de aspecto cartilaginoso, que puede aparecer en esta región sacrococcígea y manifestarse al principio solo mediante un dolor en el coxis; afortunadamente, estos tumores son raros; también las hay de origen psicológico, son aquellas relacionadas con sucesos que han tenido un fuerte impacto psíquico; y a otras se les llama esenciales al no encontrarse causa alguna relacionada con este dolor.

Entre las coccigodinias mecánicas, el caso más frecuente es la coccigodinia como consecuencia de una caída sobre los glúteos; el dolor puede aparecer a continuación de la caída, o con un cierto retraso, que puede ser de varios días o semanas. Otras aparecen después del parto; y algunas están relacionadas con una lumbalgia; en este caso, si el dolor lumbar aparece después de la coccigodinia, puede ser consecuencia de las malas posturas para tratar de evitar el dolor del coxis, pero si la lumbalgia aparece antes, puede ser la causa del dolor coccígeo y desaparecer este con su tratamiento.

El diagnóstico debe ser preciso; para ello usamos el test de presión en la punta del coxis: con el paciente en decúbito prono, apoyamos el dedo y hacemos una ligera presión; en caso de coccigodinia, esta maniobra es muy dolorosa, provocando una reacción inmediata del paciente al mínimo contacto con la zona (Maigne R.).

Se pueden observar cordones musculares duros y dolorosos en la inserción en el coxis del glúteo mayor, así como hipertonía y posible contractura de este músculo, la cual puede ser relevante.

Un estudio compara radiografías laterales del coxis en posición de pie y sentada que produce el dolor en el coxis (radiografía dinámica) en pacientes con coccigodinia y en controles, mostrando lesiones responsables de la coccigodinia en el 68 % de los pacientes y un coxis normal en el 31 %. Estas lesiones incluyen luxación posterior (22 %), que es la lesión postraumática por excelencia, solo aparece al sentarse y se reduce al ponerse de pie; hipermovilidad (27 %), que se caracteriza por una flexión intensa del coxis al estar sentado; luxación anterior (5 %), que es una lesión rara; y espícula (14 %), que es un espolón óseo en la cara dorsal de la punta del coxis que irrita la dermis y produce inflamación. Las luxaciones y la hipermovilidad son lesiones inestables en las que la manipulación del coxis es menos eficaz y el dolor reaparece, según los autores de este estudio (Maigne J.Y.; Doursounian L.; Chatellier G.).

Según Robert Maigne, esta afección está relacionada con la contractura del músculo elevador del ano, lo cual se ha comprobado mediante tacto rectal, palpándose cordones duros y dolorosos en este músculo; puede, por tanto, ceder el dolor al relajarse esta musculatura; este sería el modo de acción de la técnica que él propone. Para Karel Lewit, solo una parte de los pacientes con dolor en esta región del coxis tienen coccigodinia; la mayoría tienen lumbalgia. Además de que lo que algunos pacientes perciben como dolor en el coxis realmente puede ser un dolor debido a un punto gatillo inferior del glúteo mayor.

Coccigodínia: test de valoración

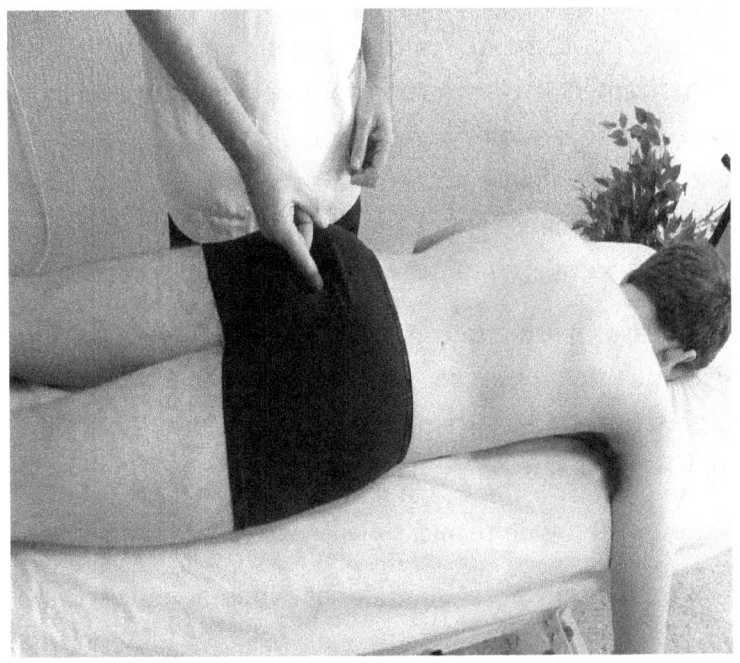

Test de presión en la punta del coxis

Con el paciente en decúbito prono, apoyamos el dedo índice en la punta del coxis y hacemos una ligera presión sobre el mismo. En caso de coccigodinia, esta maniobra es muy dolorosa, provocando el dolor que tiene espontáneamente el paciente al estar sentado.

LUMBALGIAS NO MECÁNICAS

Se trata de un grupo de lumbalgias que, aunque menos frecuentes, es importante conocerlas por su gravedad y porque no deben tratarse osteopáticamente, ya que se deben a una enfermedad interna importante. Se caracterizan todas por presentar un dolor no mecánico, es decir, que no mejora con el reposo o descanso, y que puede ser de predominio nocturno o continuo, durante todo el día. Puede tratarse de cáncer (metástasis vertebral), infección vertebral, enfermedad visceral, reumática o de una fractura vertebral.

En estos casos existen unos signos de alarma (red flags) junto a la lumbalgia, que nos hacen sospechar la existencia de una enfermedad importante como causa de la misma; podemos citar algunos de estos signos:

- Antecedente de técnicas invasivas en la columna.
- Infección previa (renal, urinaria) o inmunodeficiencia (VIH).
- Traumatismo previo u osteoporosis, con una posible fractura vertebral.
- Antecedente de cáncer: hay que descartar una metástasis vertebral.
- Presencia de fiebre, indicando posible infección vertebral.
- Presencia de otros síntomas (digestivos, urinarios, etc.), que indican la existencia de una enfermedad como la causa.

Vamos a estudiar la semiología de algunas de las lumbalgias no mecánicas más frecuentes.

Lumbalgia tumoral

La lumbalgia puede estar causada por una metástasis vertebral de un cáncer que tuvo hace tiempo, de próstata, de mama, etc., y que empieza manifestándose como una lumbalgia, la cual puede ser motivo de consulta al osteópata. Las características del dolor tumoral, es decir, un dolor bastante intenso y continuo, durante todo el día, que no calma con el reposo ni con los analgésicos habituales, nos indican que se trata de un dolor no mecánico, presente durante la noche también, que no le deja dormir, todo lo cual nos indica que este dolor no debemos tratarlo con técnicas osteopáticas y que debe ser investigado mediante pruebas y técnicas de imagen.

Lumbalgia por infección de la columna vertebral

Puede estar provocada por gérmenes piógenos (estafilococos) y afectar al cuerpo vertebral o espondilitis, al disco o discitis, o a ambos (espóndilodiscitis). Los gérmenes pueden haber llegado vía sanguínea, como a partir de una infección del riñón o directamente como consecuencia de alguna técnica invasiva de la columna, como una cirugía discal. El principal síntoma en estos casos es la lumbalgia asociada a un espasmo muscular muy agudo, de manera que la movilidad suele estar limitada en todas las direcciones, existiendo también fiebre y mal estado general, que constituye un signo de alarma importante.

Lumbalgia de origen visceral

Por una afectación o enfermedad visceral (renal, digestiva, ginecológica...), suelen tener también otros síntomas, como náuseas, vómitos, dolor abdominal, molestias urinarias, alteraciones digestivas, etc., los cuales favorecen en gran medida el diagnóstico. No obstante, es posible que un paciente, al inicio del proceso, nos consulte por un dolor lumbar, que uno o dos días después se convierte en un claro cólico nefrítico, por ejemplo; por eso es conveniente una buena anamnesis en la que le preguntemos por otros posibles síntomas.

Lumbalgia por fractura vertebral

En caso de existir un traumatismo previo a la lumbalgia, en el caso de personas mayores, aunque sea leve, es aconsejable realizar una radiografía que descarte una fractura vertebral. Hay que tener en cuenta que en caso de osteoporosis se pueden producir fracturas vertebrales sin traumatismo previo.

Lumbalgia reumática o inflamatoria

La causa del dolor es un proceso inflamatorio verdadero, por lo que no está indicado el tratamiento manual, sobre todo durante un brote de actividad aumentada.

El caso más típico es el de la espondilitis anquilosante, que suele comenzar como una lumbalgia baja, glútea, por una sacroileítis, que puede bascular de una sacroilíaca a la otra, en un joven generalmente varón, de entre 15 y 25 años, con posibles antecedentes familiares de esta enfermedad (Ballina García F.J. et al.).

Podemos confundir esto con una lumbalgia de la sacroilíaca, pero los análisis detectan este proceso inflamatorio (velocidad de sedimentación globular elevada, pruebas reumáticas positivas). Las movilizaciones de la sacroilíaca serán dolorosas en todas las direcciones, ya que la articulación está muy irritada por la presencia de una verdadera inflamación. Además, en este caso las características del dolor ya hacen sospechar este proceso, pues no calma con el reposo o descanso, es sobre todo nocturno, dolor que despierta al paciente y no le deja dormir, es decir, se trata de un dolor no mecánico, de carácter inflamatorio.

Se puede manifestar inicialmente también por medio de un dolor en el talón debido a una entesitis del tendón de Aquiles (Ballina García F.J. et al.), ya que la enfermedad afecta con inflamación y posterior destrucción y fibrosis a los cartílagos, a la sinovial, sobre todo de la articulación sacroilíaca, pero también de las vértebras, y a las entesis o zonas de unión de los tendones y ligamentos a los huesos. Más adelante, la enfermedad progresa ascendiendo por toda la columna, produciendo dolor y una rigidez generalizada, viéndose una postura típica en cifosis, además de la manifestación radiográfica de columna en caña de bambú, al unirse los cuerpos vertebrales por los ligamentos intervertebrales osificados (sindesmofitos).

A nosotros nos interesa, sobre todo, el momento del comienzo de la enfermedad en un joven con lumbalgia, ya que nos pueden llegar sin diagnosticar, pero veremos que, aunque lo tratemos, no sirve de nada. En estos casos, como las alteraciones radiográficas de la enfermedad tardan en manifestarse, se suele recurrir a la gammagrafía ósea para su diagnóstico, inyectándose vía intravenosa un isótopo radioactivo, que después marca los lugares con actividad inflamatoria sobre una placa de radiografía; así se diagnostica la enfermedad en sus comienzos, generalmente como una sacroileítis. También se realizan análisis, donde se busca la presencia del antígeno HLA-B27 (antígeno leucocitario humano B27) y la existencia de indicadores de inflamación, como VSG (velocidad de sedimentación globular) elevada, proteína C reactiva y pruebas reumáticas.

El retraso del diagnóstico es uno de los problemas asociados a la **espondilitis anquilosante**, ya que algunos pacientes tardan hasta seis años en ser diagnosticados, así lo manifiesta la coordinadora española de asociaciones de pacientes de espondiloartritis; esto indica que es posible que vayan al osteópata pacientes que estén todavía sin diagnosticar.

RAQUIS DORSAL

VALORACIÓN CLÍNICA EN EL RAQUIS DORSAL

Esta valoración la realizamos mediante el examen clínico del paciente que vimos al principio del libro, el cual repetimos aquí, pero aplicando todos los procedimientos y técnicas al raquis dorsal:

1. Anamnesis o interrogatorio.

2. Análisis de las pruebas de imagen e informes.

3. Inspección o examen visual.

4. Exploración de la movilidad regional y esquema en estrella.

5. Examen segmentario por palpación.

6. Exploración de los tejidos de la metámera.

7. Pruebas clínicas indicadas.

8. Examen segmentario osteopático de la movilidad.

Vamos a comenzar la semiología del raquis dorsal por el estudio de una deformidad frecuente de la espalda, que todo osteópata debe conocer, como es la escoliosis, que puede afectar a la región dorsal y lumbar, así como la cifosis, que afecta generalmente a la columna dorsal.

ESCOLIOSIS

Es una deformidad de la columna, la cual consiste en que esta presenta una curva lateral anormal, que puede afectar a la forma global de la espalda; la percibimos como una desviación lateral de la columna. Hay dos tipos: funcional y estructural.

Escoliosis funcional: en este caso, la deformidad es compensadora de algún trastorno, como una pierna corta, espasmo muscular o una inclinación pélvica por tensión muscular o disfunción articular. En caso de una escoliosis por dismetría, cuando el paciente se sienta anulando la asimetría de las piernas, la curva desaparece. Cuando la diferencia de longitud es importante, de varios centímetros, se corrige elevando el calzado del lado de la pierna corta; pero en caso de una diferencia menor de dos cm, puede pasar desapercibida, pero ser causa de dolor cervical o de espalda, por la tensión muscular compensadora que produce.

Cuando vemos un paciente con escoliosis evidente o sospecha de la misma, debemos hacerle la prueba de inclinación anterior del tronco o "test de Adam", que consiste en que se incline hacia delante estando de pies, flexionando completamente el tronco con los brazos colgando libres. En una persona normal, se observa entonces una simetría de la espalda a ambos lados de la columna; en caso de escoliosis funcional, la curva lateral desaparece o se corrige con la inclinación; mientras que en la estructural se hace más evidente, observándose una asimetría de la espalda con un abombamiento dorsal o lumbar; es el signo de Adam (Apley G.; Solomon L.).

Escoliosis estructural: en este caso la deformidad no es corregible, y uno de sus componentes es la rotación vertebral; así en la radiografía vemos que las apófisis espinosas no están centradas. En estos casos, aunque la deformidad no se advierta cuando el paciente está de pie, se pone claramente de manifiesto mediante el test de Adam, cuando se inclina hacia delante.

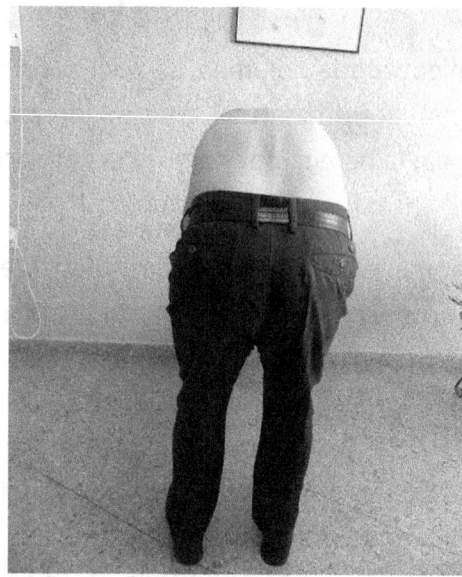

Test de Adam

En la escoliosis dorsal, la rotación de las vértebras puede provocar una prominencia de los ángulos de las costillas, lo cual genera una giba costal en el lado convexo de la curva, visible sobre todo al inclinarse el paciente hacia delante; en la escoliosis lumbar produce un abultamiento lumbar y de la cadera. La curva lateral puede afectar también a la región dorsal y lumbar (escoliosis dorsolumbar).

La deformidad inicial es probablemente corregible, pero una vez que se sobrepasa determinado punto de estabilidad mecánica, la columna se curva y rota hacia una deformidad fija. Casi siempre se desarrolla una curva secundaria para compensar la deformidad primaria, pero esta también puede convertirse en una deformidad fija con el tiempo.

En la mayoría de los casos (85%), no conocemos la causa; la llamamos escoliosis idiopática, se suele detectar en jóvenes o adolescentes y la deformidad tiende a aumentar durante el periodo de crecimiento; a partir de entonces ya no suele progresar.

Manifestaciones clínicas: la escoliosis suele descubrirse por la deformidad de la espalda, manifestada por una desviación en las curvas dorsales o por prominencia de una cadera en las dorso-lumbares. Muchas escoliosis compensadas pueden pasar desapercibidas hasta la edad adulta, en que, al aparecer dolor de espalda, se descubre en la exploración o mediante radiografías. Pero es necesario decir que las escoliosis leves o moderadas no tienen por qué producir dolor, si bien es cierto que pueden predisponer al mismo, pero estaría producido generalmente por disfunciones somáticas, como en las personas normales. En los casos en que hay desequilibrio pélvico, se pueden favorecer las discopatías lumbares. Es necesario examinar al paciente desnudo y es posible que se vea claramente la desviación lateral o puede que solo se manifieste esta cuando se inclina hacia delante. Debe anotarse la localización de la deformidad, así como la dirección de la convexidad de la curva principal; así, por ejemplo, escoliosis dorsal derecha, significa que la curva lateral se localiza en la columna dorsal y que la convexidad se dirige hacia la derecha.

Para diagnosticar y valorar el grado de escoliosis, se debe realizar una radiografía posteroanterior (PA) de la columna completa y de las crestas iliacas, con el paciente en bipedestación. Se mide el ángulo de Cobb trazando líneas sobre la radiografía, una paralela al borde superior de la vértebra más alta de la curva primaria y otra paralela al borde inferior de la vértebra más baja; luego se dibujan perpendiculares desde estas dos líneas, y el ángulo donde se cruzan estas dos perpendiculares es el ángulo de curvatura, que mide el grado de escoliosis (Apley G.; Solomon L.). El valor del ángulo de Cobb condiciona la indicación para el tratamiento; así, cuando este ángulo es menor de 20º, se realiza solamente observación; entre 20º y 40º, tratamiento ortopédico (corsé); mayores de 50º son de indicación quirúrgica. Decimos que una escoliosis está compensada cuando el occipucio se halla sobre la línea media del cuerpo; en las descompensadas no ocurre esto, con lo cual la cabeza puede estar algo inclinada.

Las curvas de la escoliosis estructural presentan además rotación vertebral; así, en la proyección posteroanterior, las vértebras en el vértice de la curva parecen deformadas, sus apófisis espinosas no están centradas, presentando además un desplazamiento de los pedículos u ojos de la vértebra, pareciendo que miran de lado (imagen de bajo), y puede verse solo uno hacia el centro de la imagen. En las curvas no estructuradas, no hay signos de rotación vertebral, se ven los dos pedículos que miran bien de frente y las apófisis espinosas están centradas. En una radiografía posteroanterior, la vértebra normal con sus pedículos y espinosa en el centro parece un pájaro que nos mira de frente; si está rotada, parece que nos mira de lado.

Sobre el tratamiento hay que decir que con la osteopatía tratamos el dolor de las personas que tienen escoliosis, no la escoliosis; salvo que esta dependa de una alteración corregible, como una disfunción pélvica. Siempre debemos llevar cuidado en estos pacientes, realizando un esquema en estrella de la movilidad previo al tratamiento, para no movilizarlo en una dirección dolorosa; y por supuesto, no considerar las vértebras de la curva escoliótica estructurada como "vértebras rotadas" por disfunción somática.

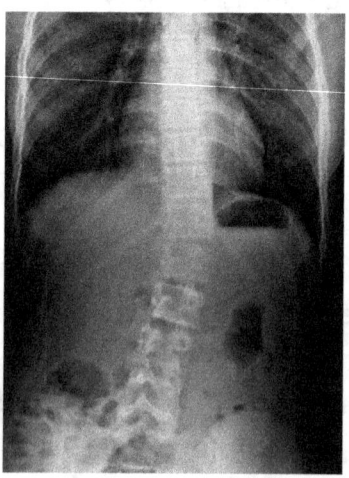

Escoliosis estructural: test de valoración

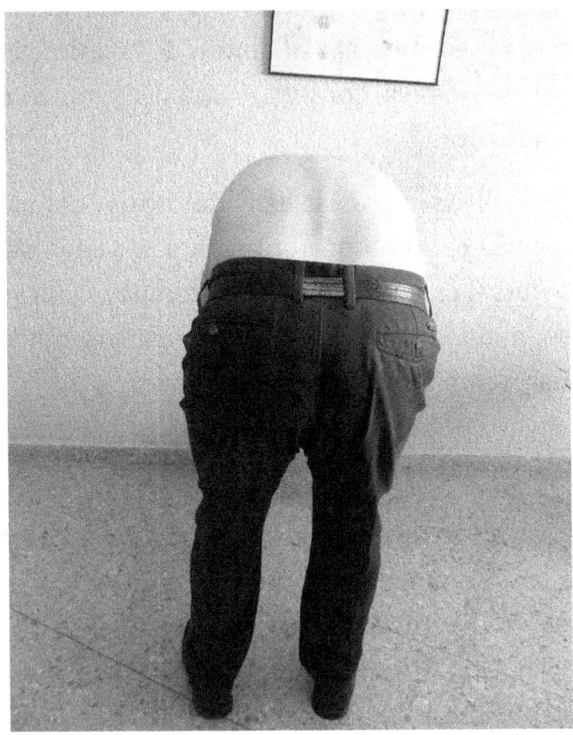

Test de inclinación anterior del tronco (test de Adam)

Estando situados detrás del paciente, le pedimos que se incline hacia delante estando de pies, flexionando completamente el tronco, con los brazos colgando libres. En una persona normal se observa, al hacer esta prueba, una simetría de la espalda a ambos lados de la columna (como en la imagen de arriba); en caso de escoliosis funcional, la curva lateral escoliótica desaparece o se corrige, y en la estructural se observa un abombamiento o deformidad dorsal o lumbar (signo de Adam).

CIFOSIS

Se han establecido unos valores de cifosis torácica normal entre 20º y 40º, medidos entre T5 y T12; no obstante, se considera que puede haber una gran variabilidad dentro de la normalidad. Cuando la curva dorsal es excesiva, constituye una deformidad de la columna que llamamos cifosis.

Puede ser por varias causas; la llamada cifosis postural, probablemente relacionada con una postura habitual, puede ser corregida, pues la curva dorsal es flexible; la cifosis compensadora es secundaria a otra deformidad, como flexión fija de cadera o aumento de la lordosis lumbar; también es corregible.

La cifosis estructural es debida a alteraciones en la forma de las vértebras; en este caso es fija o rígida y no corregible. La causa más común es la osteoporosis; pero también puede ser debida a otras causas como la enfermedad de Scheuermann, espondilitis anquilosante, espondilitis tuberculosa, fracturas, etc. El estudio del perfil en el test de inclinación anterior del tronco (test de Adam) permite identificar estas cifosis estructurales, no reducibles y más angulares, diferenciándolas de las posturales, que tienen un aspecto más redondeado y suave.

Giba: se trata de una angulación posterior aguda, producida por el colapso o acuñamiento de varias vértebras. Puede ser consecuencia de un defecto congénito, de fracturas, tuberculosis de la columna, etc. La cifosis congénita es una deformidad debida a anomalías de nacimiento de los cuerpos vertebrales.

Según la edad de comienzo, podemos deducir la causa; así, en los niños lo normal es que sea congénita, en adolescentes suele ser postural o por la enfermedad de Scheuermann, en adultos jóvenes hay que pensar en la espondilitis anquilosante, en mujeres postmenopáusicas en osteoporosis de la columna, mientras que en ancianos, debe considerarse la cifosis senil y las fracturas por compresión de la osteoporosis del anciano.

El test del deslizamiento: el paciente se arrodilla en el suelo y se apoya con los brazos extendidos, tratando de deslizarse hacia delante todo lo que pueda. Si se trata de una cifosis postural flexible, se corregirá con el movimiento de deslizamiento; si se mantiene la cifosis, se trata de una deformidad fija.

Comprobación de la reducción de una cifosis: el paciente de pie, con los brazos extendidos, flexiona el tronco aproximadamente noventa grados, apoyándose en nuestro brazo o en la pared, y tratamos mediante presiones elásticas de reducir la cifosis (Teyssandier M. J.).

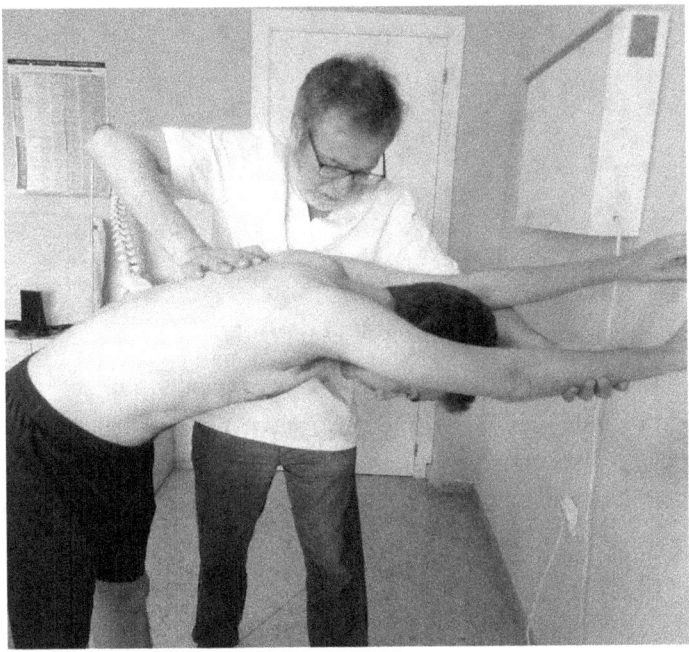

Comprobación de la reducción de una cifosis

Cifosis estructural (no corregible): test de valoración

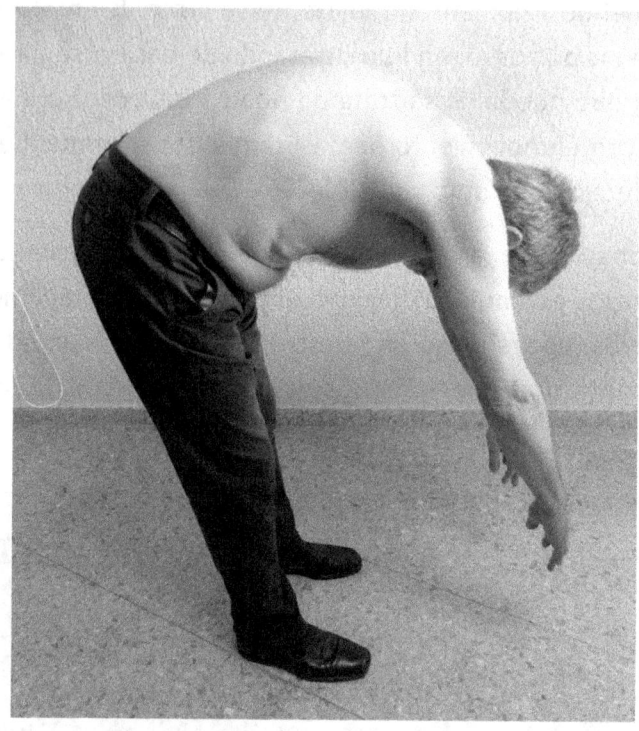

Perfil del test de Adam

Estando situados a un lado del paciente, le pedimos que se incline hacia delante estando de pies, flexionando el tronco hasta formar un ángulo recto con la pelvis, con los brazos colgando libres. Valoramos el perfil de la columna dorsal para distinguir las cifosis estructurales o patológicas, como en la osteoporosis, enfermedad de Scheuermann, etc., las cuales tienen un perfil más angular, de las posturales y compensadoras (reducibles), cuyo perfil es redondeado y suave, como en la imagen de arriba, que es una cifosis postural.

ENFERMEDAD DE SCHEUERMANN (CIFOSIS JUVENIL)

Es un trastorno que se produce durante el crecimiento de la columna, en el que varias vértebras de la región dorsal adquieren una forma ligeramente en cuña, estableciéndose una deformidad en cifosis, que, a diferencia de la normal o postural, es rígida y dolorosa. Scheuermann llamó a este trastorno cifosis juvenil, en el cual las epífisis vertebrales se osifican de forma anormal, lo que da lugar a irregularidades a nivel de los platillos y cuerpos vertebrales, sobre todo en su parte anterior, los cuales adquieren una forma en cuña.

Se desconoce la causa de esta enfermedad, aunque hay varias teorías sobre su origen, que podría estar relacionado con un estrés biomecánico, el cual conllevaría una presión considerable en la parte anterior de la columna torácica durante su crecimiento, produciendo la alteración de la osificación que conduce al acuñamiento de las vértebras en esta región y a la cifosis consiguiente. Se considera también la existencia de un factor hereditario, aunque se desconoce su patrón de transmisión.

En cuanto a la semiología, suele detectarse entre los ocho y doce años; los padres notan que el niño/a presenta una forma redondeada de la espalda por un exceso de cifosis, acompañándose generalmente de dolor paravertebral, en la proximidad de la cima de la cifosis, que puede persistir después de finalizado el crecimiento. Es considerada la segunda causa más frecuente de dolor de espalda en niños y adolescentes, por detrás de la espondilolistesis (Tomé Bermejo F.; Tsirikos A.I.). Al examen se observa un aumento de la cifosis dorsal; por debajo existe una lordosis lumbar compensadora; la deformidad se hace más evidente al flexionar el tronco hasta formar un ángulo recto con la pelvis (perfil del test de Adam).

Esta cifosis es rígida, no puede ser corregida por cambio de postura, ni por el esfuerzo del paciente, ya que se trata de una deformidad fija. No es habitual que presenten síntomas neurológicos, pero en ocasiones, por desarrollar una hernia discal dorsal o por motivo de una grave cifosis que comprime la médula, pueden manifestar dolor radicular y debilidad o paresia en miembros inferiores.

En las radiografías laterales de la columna, los platillos de varias vértebras adyacentes, generalmente de D6 a D10, presentan un aspecto irregular y fragmentado, siendo estas alteraciones más acentuadas en su parte anterior, y uno o varios cuerpos vertebrales adquieren una forma en cuña. Esta fragmentación, característica sobre todo en la parte anterior de los platillos vertebrales, se debe a la osificación anormal de la epífisis. También pueden aparecer pequeños defectos radiotransparentes en el hueso subcondral a nivel de los platillos o nódulos de Schmorl. A veces se afectan las vértebras lumbares y dorsales bajas, lo que puede producir dorsolumbalgia. El ángulo de la deformidad se mide del mismo modo que en la escoliosis, excepto que en la cifosis se emplea una proyección lateral completa de raquis en bipedestación, y las líneas se trazan sobre el borde superior e inferior de las vértebras afectadas que ocupan los extremos de la curva.

Es importante diferenciar esta alteración de la cifosis postural común entre jóvenes y adolescentes, pero esta es indolora, generalmente inferior a los 60º y puede corregirse mediante la extensión del raquis del paciente en la prueba de reducción de la cifosis. En este caso, al realizar el test de inclinación anterior del tronco, la curva dorsal es más suave y larga, mientras que en el Scheuermann la cifosis es más angular e intensa, además de que están presentes las alteraciones radiológicas que caracterizan esta enfermedad (Tomé Bermejo F.; Tsirikos A.I.).

Con respecto al tratamiento, hay que decir que una vez constituida la cifosis, no se intentará la corrección con ninguna técnica, ya que no es posible; el objetivo del tratamiento, con técnicas osteopáticas suaves, será aliviar el dolor.

Enfermedad de Scheuermann: test de valoración

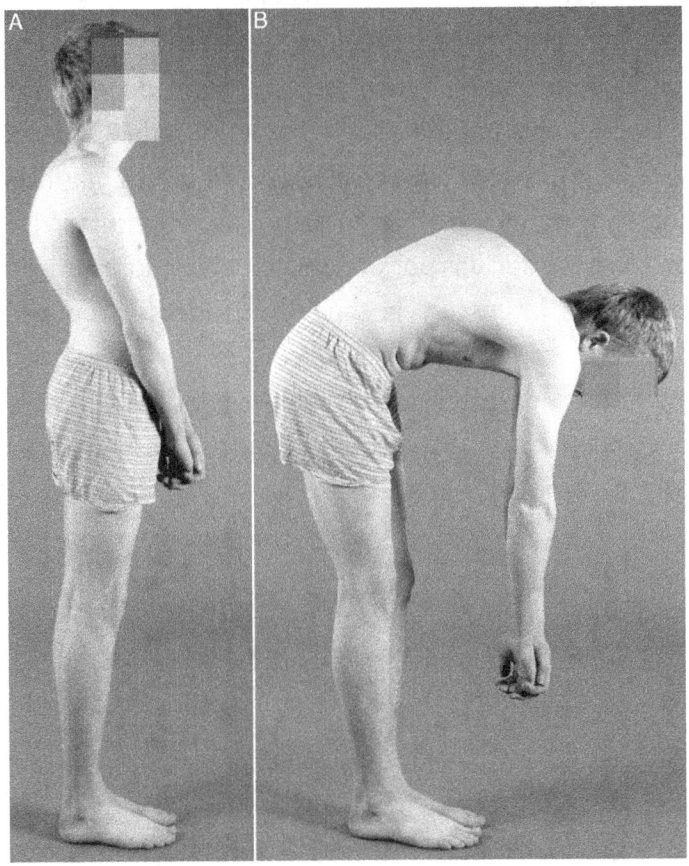

Perfil del test de inclinación anterior del tronco

Estando situados a un lado del paciente, le pedimos que se incline hacia delante estando de pies, flexionando el tronco hasta formar un ángulo recto con la pelvis. Valoramos el perfil de la columna dorsal: en caso de enfermedad de Scheuermann, la deformidad en cifosis se hace entonces más evidente, como una curva más angular, tiene un ángulo más agudo (imagen de arriba), diferenciándose de la cifosis postural más redondeada. Imagen cortesía del Dr. Tomé-Bermejo F.

CIFOSIS DEL ANCIANO

La artrosis propia de la edad y el consiguiente estrechamiento de los discos intervertebrales origina una cifosis gradual en el anciano, pero no suele haber dolor de espalda. Sí que pueden desarrollar una cifosis más pronunciada si tienen osteoporosis senil; esta afecta tanto a hombres como a mujeres, suelen tener más de 75 años, pueden tener dolor de espalda y la deformidad en cifosis es más acentuada. Las radiografías pueden revelar en estos casos fracturas vertebrales osteoporóticas producidas por el colapso de vértebras frágiles; estas dan lugar a dolor intenso en la espalda cuando se producen, no en el caso de fracturas antiguas. Es típico que la radiografía muestre unos finos contornos óseos de las vértebras (los platillos más marcados), por haberse perdido hueso en el interior que aparece así más transparente, como en la imagen de bajo.

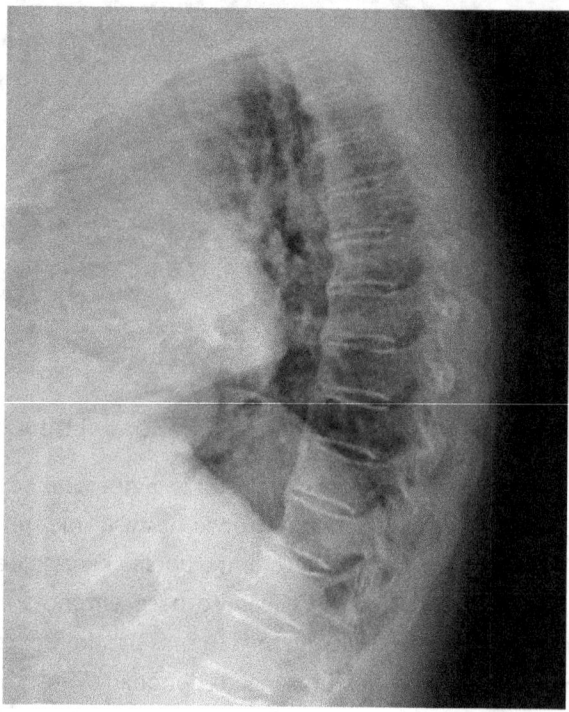

CIFOSIS EN LA OSTEOPOROSIS

La mujer después de la menopausia sufre una pérdida acelerada de hueso, debido a la disminución de los estrógenos, que son un freno natural de la destrucción ósea; a esta patología tan frecuente se le llama osteoporosis postmenopáusica. Como consecuencia, en los huesos disminuye su masa, en las vértebras se da una disminución de las trabéculas óseas, por lo que se hacen más frágiles y se pueden hundir por la presión, produciéndose fracturas espontáneas, viéndose en la radiografía como vértebras acuñadas. Se llaman fracturas patológicas, ya que se producen al estar el hueso debilitado, por tensiones mínimas o normales, como al estornudar, o en traumatismos de baja energía como un golpe o caída.

Es muy importante para los osteópatas conocer esta semiología, ya que hay que tener mucha precaución en los tratamientos osteopáticos con estas vértebras fragilizadas por la osteoporosis y sobre todo con las costillas, que al ser huesos finos tienen más riesgo de sufrir fractura en estos pacientes; sobre todo al someterlas a una compresión, ya sea esta con manipulaciones directas o del tipo "dog technique".

Semiología: hay que sospechar esta enfermedad en una mujer postmenopáusica que haya sufrido un aumento de la cifosis dorsal; si le hacemos una radiografía, se pueden ver una o más vértebras acuñadas. Pero hay que tener en cuenta esta posibilidad simplemente por la edad, y preguntarle si se ha hecho una densitometría o si le han diagnosticado osteoporosis.

Las fracturas vertebrales por compresión o aplastamientos vertebrales se pueden producir por pequeños traumatismos, como dar un traspiés, un ligero golpe, etc. Pueden ser asintomáticas o producir un dolor agudo y continuo en la espalda a nivel de la fractura, que aumenta con la tos o los esfuerzos abdominales. Las fracturas antiguas no duelen; si en esta situación tienen dolor de espalda, no está relacionado con ellas, pero hay que llevar mucha precaución con estas vértebras acuñadas por la osteoporosis porque son muy frágiles. Estas fracturas se localizan con más frecuencia en las vértebras dorsales inferiores (Castellano Cuesta J.A.; Colomer Rubio E.J.).

Otras veces, esta enfermedad es secundaria a ciertos procesos como inmovilizaciones prolongadas, alcoholismo crónico o tratamientos prolongados con corticoides, que producen obesidad, cara de luna llena y osteoporosis, por hipercortisonismo, que debemos conocer, ya que estos tratamientos son frecuentes.

Actualmente, se usa la densitometría ósea para diagnosticar la osteoporosis y el riesgo de fracturas de esa persona. Es una técnica radiológica especial que mide la densidad mineral ósea (DMO); los valores se expresan en forma de desviaciones estándar (DE) en relación con un valor de referencia, valorando con estas DE cuánto se separa la masa ósea (DMO) del paciente de la usada como referencia (DMO de un adulto joven, sano y del mismo sexo).

La OMS se basa en estas mediciones de la masa ósea para definir la osteoporosis, diciendo que existe "osteopenia" cuando los valores de la masa ósea se encuentran entre 1 y 2,5 DE, por debajo de la media de la población adulta, joven y sana, es decir, cuando el T-score se encuentra entre -1 y -2,5 DE. Existe osteoporosis cuando la masa ósea se encuentra a más de 2,5 DE por debajo de dicha media (T-score de – 2,5 o más DE) (Celma J. et al.). Estos datos se expresan en un gráfico donde podemos ver rápidamente el diagnóstico del paciente, según donde se encuentre la marca que lo representa.

Es conveniente saber detectar la osteoporosis en radiografías, ya que muchas veces los pacientes no lo saben o se les ha olvidado y nos enseñan radiografías por otro motivo. Al revisar radiografías, sobre todo de raquis dorsal, hay una serie de signos que indican posible osteoporosis (Celma J. et al.):

Disminución de la densidad radiológica del cuerpo vertebral, de forma que si esta densidad es igual o menor que la del tejido blando, es un signo fiable de osteoporosis.

Resalte de los platillos vertebrales, pues la diferencia entre el contorno vertebral de hueso compacto y el hueso esponjoso del interior disminuido se hace más evidente, resaltando los platillos.

Trabéculas: uno de los signos más precoces es la disminución de las trabéculas horizontales del cuerpo vertebral, mientras que las verticales se ven más marcadas. En fases avanzadas disminuyen también las verticales, con lo cual la densidad ósea de la vértebra disminuye aún más, dando lugar a una imagen de vértebra vacía.

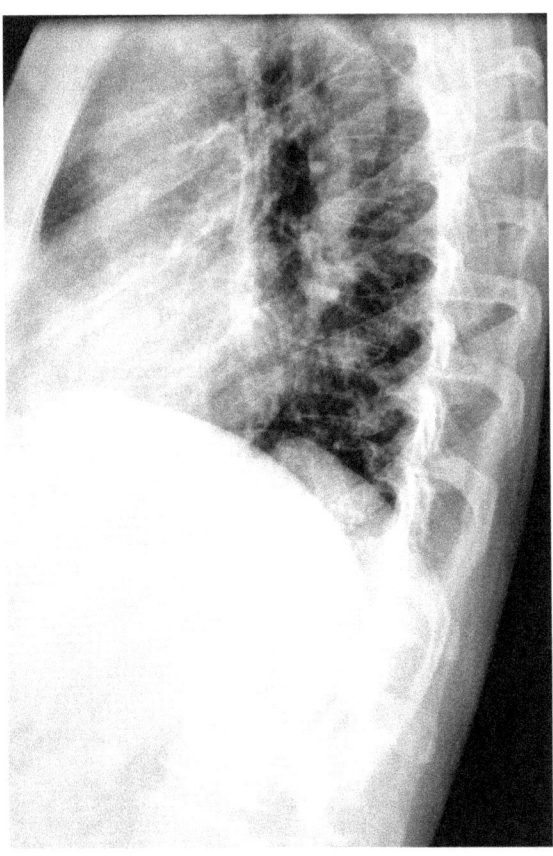

Radiografía lateral de raquis dorsal y lumbar: osteoporosis

Semiología y valoración clínica en osteopatía

Osteoporosis: Prueba de valoración y diagnóstico

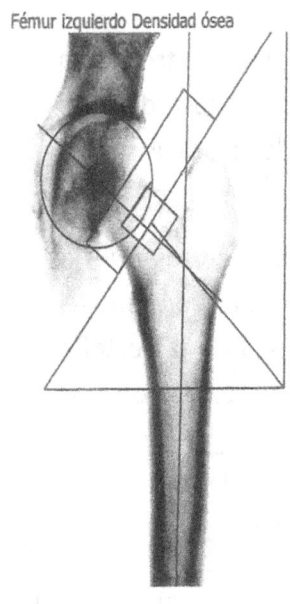

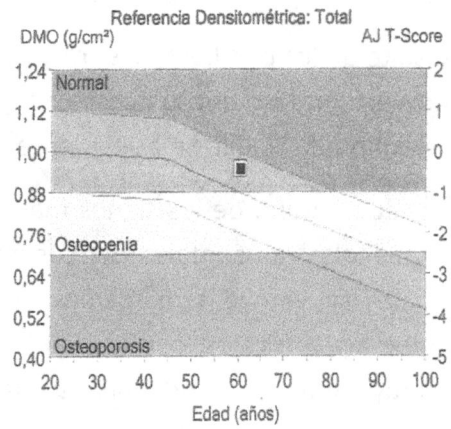

Región	DMO (g/cm²)	Adulto-Joven (%)	T-Score	Ajust. a edad (%)	Z-Score
Cuello	0,865	88	-1,0	106	0,4
Wards	0,665	73	-1,9	104	0,2
Troc.	0,735	93	-0,5	105	0,3
Diafisis	1,135	-	-	-	-
Total	0,947	95	-0,4	108	0,6

Densitometría ósea

En el eje vertical se encuentra la medición de la densidad mineral ósea (DMO) realizada en la columna vertebral o en la cadera; en el horizontal la edad. La marca que hay en la gráfica (punto) representa el resultado de la prueba; según la zona en la que está situada, será normal, osteopenia u osteoporosis. En este caso se encuentra en la zona superior (normal).

NÓDULOS DE SCHMORL

Suelen aparecer en los informes de resonancia, también en las radiografías, donde es frecuente verlos en la región dorsal como pequeños defectos en el cuerpo vertebral a nivel de los platillos. Se trata de pequeñas herniaciones de núcleo pulposo en el platillo vertebral adyacente, viéndose en las imágenes cómo se proyecta verticalmente en el cuerpo de la vértebra; se les llama también hernias intraesponjosas.

Son generalmente considerados como un hallazgo de imagen sin relevancia clínica, ya que no se ha encontrado una relación consistente con la producción de dolor, salvo que en el momento de producirse se acompañen de una reacción inflamatoria en el cuerpo vertebral afectado o que sean de gran tamaño; en el primer caso producen un dolor de carácter inflamatorio, es decir, no mecánico, y en el segundo, los nódulos de Schmorl grandes pueden producir dolor dorsal o lumbar, ya por su tamaño o por producir una fractura vertebral.

Al estudiar las imágenes de resonancia de nódulos de Schmorl, se ha visto que en los individuos sintomáticos, la médula ósea que rodea al nódulo presenta inflamación y edema, con alta intensidad de señal en las imágenes T2, no observándose esto en los casos asintomáticos (Takahashi K. et al.). Se piensa que se trata de una reacción inflamatoria en la médula ósea vertebral ante la invasión del núcleo pulposo y la consiguiente fractura; esta reacción puede originar dolor. Posteriormente, al curar la fractura y desaparecer la inflamación, los nódulos se convierten en asintomáticos.

Se encuentran en un porcentaje elevado de la población; para algunos serían parte del proceso de artrosis vertebral, aunque podrían ser también un signo de sobrecarga de presión a nivel de los segmentos implicados, lo cual explicaría su presencia en la enfermedad de Scheuermann.

En cuanto al tratamiento osteopático de las vértebras afectadas, habrá que llevar las precauciones consiguientes cuando condicionen una fragilidad vertebral, ya sea por su tamaño o por acompañarse de una fractura en el cuerpo vertebral, lo cual será diagnosticado mediante resonancia.

Ya que en estudios actuales se describen casos comprobados de dolor en relación con nódulos de Schmorl, se recomienda tenerlos en cuenta como una posible causa de dolor de espalda (Hershkovich O. et al.). Lo cual debería ser demostrado mediante imágenes de resonancia, que indiquen alteraciones en la médula ósea que rodea al nódulo, o bien que sean de gran tamaño.

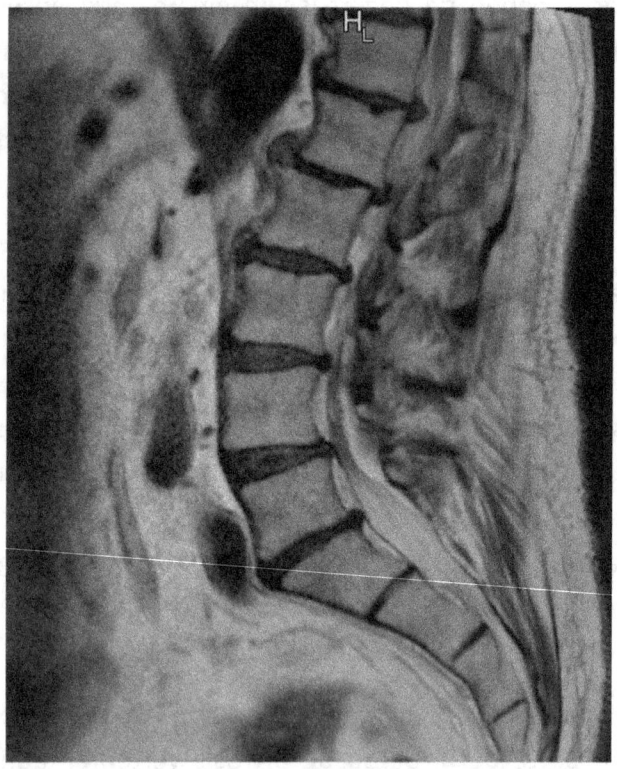

Nódulo de Schmorl en la parte superior del cuerpo vertebral de L1

HEMANGIOMAS VERTEBRALES

Es muy frecuente que los veamos en los informes de resonancia, generalmente en los cuerpos vertebrales. Son tumores benignos, formados por vasos sanguíneos; suelen ser de pequeño tamaño y aparecer como una lesión aislada en un cuerpo vertebral, sobre todo en la región dorsal y lumbar; entonces no tienen importancia, son asintomáticos y, en caso de dolor, hay que pensar en otra cosa como causa del mismo. De hecho, suelen encontrarse casualmente al realizar estudios de imagen por motivo de dolor de espalda. En la radiografía convencional se sospecha su presencia cuando vemos una vértebra con un engrosamiento de las trabéculas verticales y una disminución de las horizontales, dando una imagen de "estriaciones en celda de cárcel".

Los hemangiomas son las lesiones vertebrales focales que aparecen con más frecuencia en las imágenes de resonancia; tienen una apariencia típica de alta intensidad de señal en secuencias T2 y alta intensidad de señal en secuencias T1 por su contenido graso; cuanto mayor contenido de grasa existe, nos indica menor actividad.

Normalmente son asintomáticos; suelen ser un hallazgo radiológico casual en pacientes que tienen dolor de espalda por otros motivos. Solo en un escaso porcentaje del 1 al 7%, en que son grandes o numerosos, ocupando una parte importante del cuerpo vertebral, se considera que pueden ocasionar síntomas; generalmente dolor (dorsalgia o lumbalgia), siempre que no se encuentren otras causas (discales, degenerativas); así como condicionar que esa vértebra sea más frágil, pudiendo favorecer fracturas vertebrales.

Luego, si son de un tamaño pequeño o normal y están aislados, lo cual es lo más frecuente, no tienen importancia de cara a nuestro trabajo osteopático, pero si son grandes o numerosos, sí los debemos tener en cuenta por la fragilidad que producen en la vértebra en la que se encuentran; se evitarán en estos casos las técnicas que sometan dicha vértebra a una presión considerable.

Pues todo lo que está informado, por ejemplo, en el informe de resonancia que nos trae el paciente, debemos tenerlo en cuenta, pues es un diagnóstico ya establecido por un especialista y además se nos presenta para nuestro conocimiento.

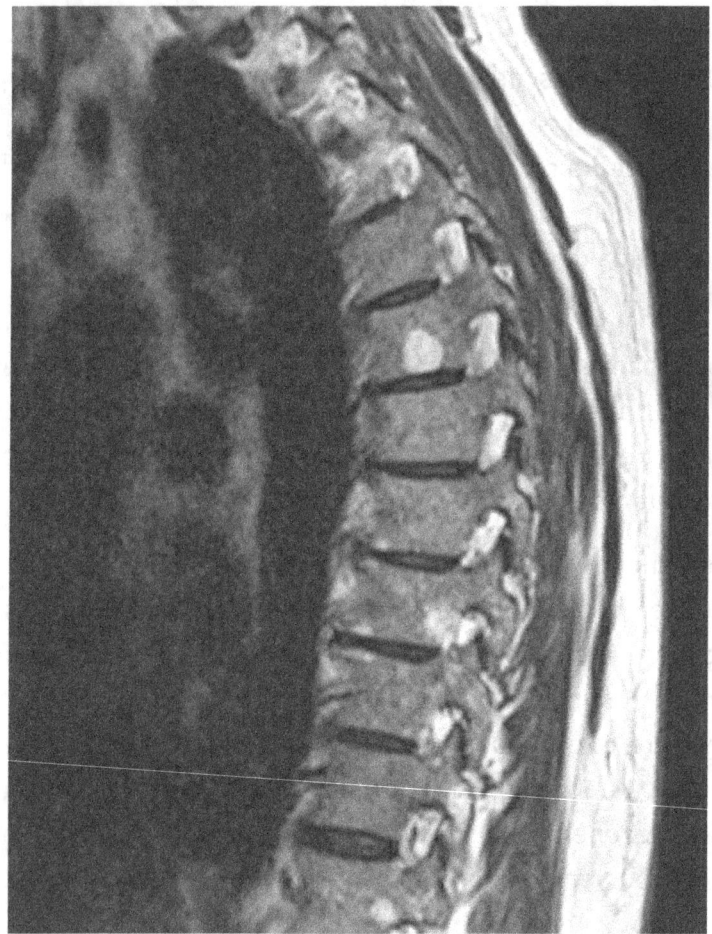

RM: hemangioma en cuerpo vertebral (imagen de alta intensidad de señal)

DOLOR DE ESPALDA EN LA REGIÓN DORSAL (DORSALGIA)

Los dolores localizados en la región dorsal son muy frecuentes en los pacientes de osteopatía; pueden afectar la zona dorsal alta del omóplato y también a otras zonas, como la dorsal media, a nivel de los ángulos inferiores de los omóplatos o la inferior, en la zona de las últimas costillas.

Las dorsalgias pueden tener un origen dorsal, estando producidas generalmente por disfunciones somáticas vertebrales o por puntos gatillo; en muchas ocasiones se dan asociadas estas dos alteraciones, por ejemplo en forma de una disfunción somática afectando a los segmentos vertebrales T5-T6 o T6-T7, y de un punto gatillo adyacente en la musculatura paravertebral, particularmente en el iliocostal.

También pueden ser de origen cervical o dorsalgia de origen cervical, estando generalmente producidas por una disfunción somática vertebral cervical inferior (C5-C6, C6-C7 o C7-T1). Aunque también puede ser debida a una hernia discal o a un osteofito, que estén afectando a un nervio raquídeo cervical inferior, en este caso será necesaria la exploración neurológica de estos nervios para comprobar su sufrimiento, lo cual nos hará sospechar estas patologías.

Hay otras causas menos frecuentes de dorsalgia, como artrosis vertebral, alteraciones discales dorsales, secuelas de la enfermedad de Scheuermann, etc., y aún existen otras habitualmente invocadas por los pacientes, pero que sin embargo no suelen ser causa de dolor, como la escoliosis, cifosis, alteraciones posturales o la propia osteoporosis.

DORSALGIA DE ORIGEN CERVICAL

Se trata de un dolor percibido a nivel dorsal alto, en la zona del omóplato, pero que tiene su origen en el raquis cervical inferior; es bastante frecuente y ha sido descrita por Robert Maigne. Puede ser sentido como un pinchazo, quemazón o como un dolor profundo. En la región cervical nos encontramos con una disfunción somática cervical inferior, en C5-C6, C6-C7 o C7-T1, con palpación dolorosa, mediante una ligera presión-fricción de una de estas articulaciones posteriores, del mismo lado que la dorsalgia. También puede estar producida, aunque con menos frecuencia, por una hernia discal y ser su primera manifestación, o por un osteofito o nódulo disco-osteofítico en personas algo mayores; en ambos casos puede producirse posteriormente una neuralgia cervico-braquial.

A nivel dorsal encontramos, en un lado, un punto doloroso a la palpación, junto a la espinosa de la quinta o de la sexta dorsal, que corresponde a la salida a la superficie, en forma de nervio cutáneo, de la rama posterior del segundo nervio raquídeo dorsal; la presión sobre este punto produce el mismo dolor que tiene el paciente. Además, encontramos una zona de celulalgia muy dolorosa al realizar el test del pinzado rodado, que se extiende por la zona del omóplato, por debajo de la espina; ocupando una zona de piel inervada por la rama posterior de este segundo nervio dorsal, es el sitio donde la persona siente el dolor. La hipótesis que propuso Maigne para explicar este dolor es que en la espalda la inervación sensitiva proporcionada por la rama posterior del segundo nervio raquídeo dorsal representa la parte sensitiva de los últimos nervios raquídeos cervicales, que se han encargado del miembro superior.

El tratamiento fundamental será a nivel cervical, de la disfunción somática responsable, confirmándose el diagnóstico con la desaparición de la celulalgia, así como el alivio del dolor.

Dorsalgia de origen cervical: test de valoración

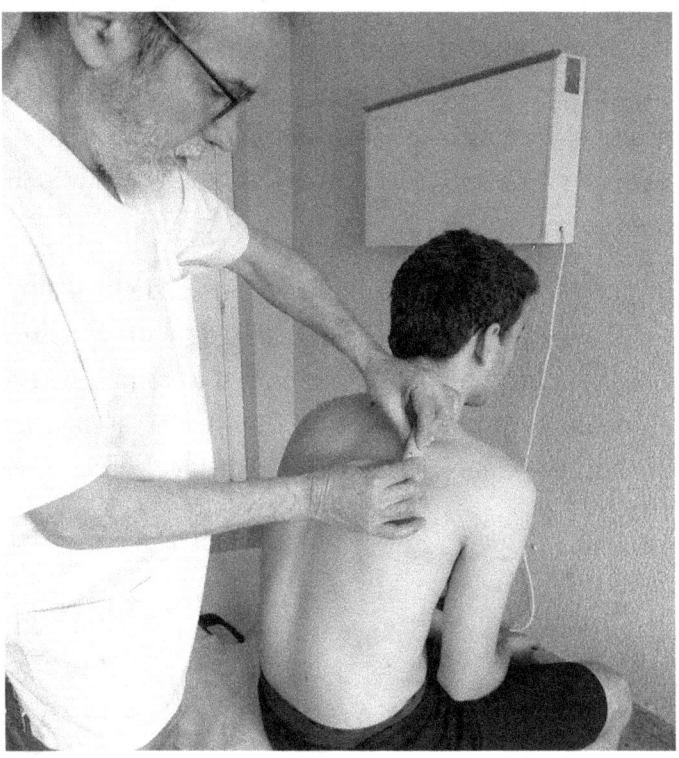

Test del pinzado rodado de la piel en la zona del dolor

En caso de dorsalgia de origen cervical, el pinzado rodado de la piel por debajo de la espina del omóplato es doloroso, por la existencia de una zona de celulalgia. Esto es debido a la afectación de la rama posterior del segundo nervio raquídeo dorsal, que se encarga de la inervación sensitiva de esta zona de piel (dermatoma D2). La causa es una alteración del raquis cervical inferior (C5-C6, C6-C7 o C7-T1), por lo que se le llama dorsalgia de origen cervical.

DORSALGIA POR DISFUNCIÓN SOMÁTICA VERTEBRAL

Estas disfunciones vertebrales dorsales pueden ser consecuencia de esfuerzos, malas posturas, estrés, pero también podrían estar relacionadas, según nuestra experiencia, con un exceso de azúcar en la alimentación en forma de dulces o alimentos azucarados, por la carga energética que esto supone; habría que comprobar esta posibilidad. Estos dolores son muy frecuentes, sobre todo la afectación de los segmentos dorsales medios.

El dolor puede ser sentido localmente a nivel de la disfunción, o a distancia en una zona de celulalgia localizada varias espinosas más abajo, en el dermatoma correspondiente a la rama posterior; será así dorsal medio para una disfunción D3-D4, dorsal bajo a nivel de las últimas costillas para una de D6-D7 y a nivel de la cresta ilíaca para D11-D12.

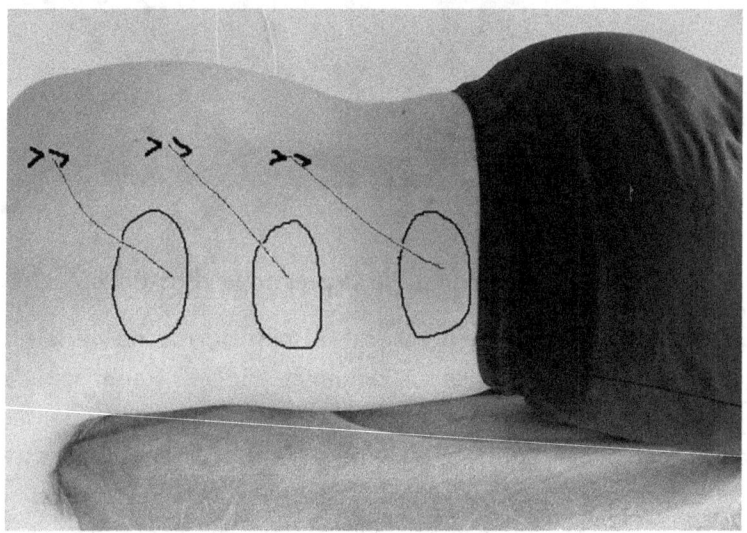

círculos (dolor) por disfunciones D3-D4, D6-D7 y D11-D12

El examen segmentario de Maigne (presión axial y lateral de espinosas, o la presión del ligamento interespinoso) localizará un segmento doloroso, que suele también padecer restricción de movilidad, al que podemos responsabilizar de la dorsalgia.

Semiología y valoración clínica en osteopatía

Dorsalgia por disfunción somática vertebral: test de valoración

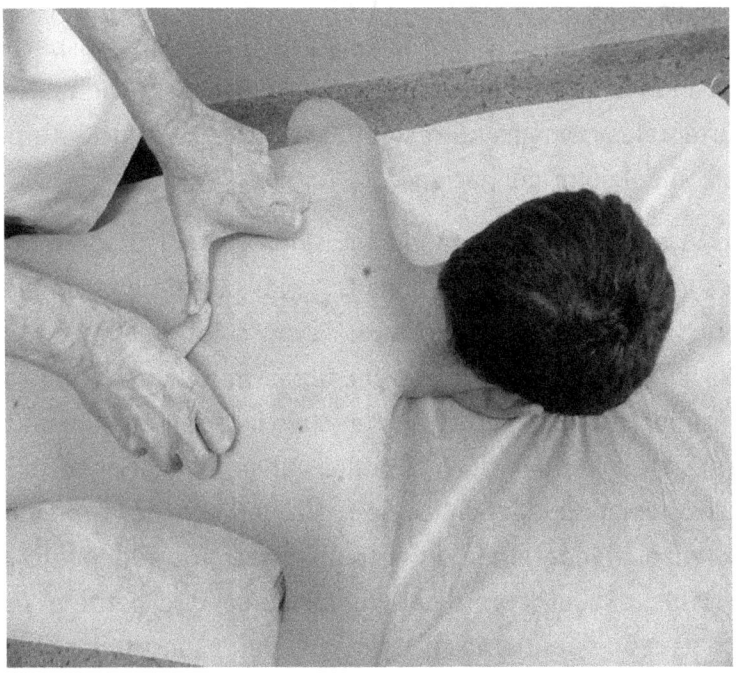

Test de presión axial o lateral de espinosas a nivel dorsal

Estando el paciente en decúbito prono, se exploran las apófisis espinosas mediante una ligera presión axial o lateral con los pulgares; son los test de presión axial o lateral de espinosas. En ausencia de patología, estos test detectan una disfunción dolorosa intervertebral menor (DDIM); si existiera también restricción de la movilidad en el mismo segmento, habría además una disfunción somática vertebral.

DORSALGIA DE ORIGEN MUSCULAR

Según mi experiencia, hay músculos que suelen causar con frecuencia dolor en la zona dorsal, como el serrato posterosuperior y los paravertebrales, iliocostal o longuísimo. Se debe sospechar de ellos cuando un tratamiento apropiado de las disfunciones somáticas vertebrales dorsales ha resultado ineficaz o insuficiente para la resolución del dolor del paciente.

Frecuentemente, se trata de un síndrome de dolor miofascial (puntos gatillo) (Travell J.; Simons D.), más que de una simple contractura. La palpación minuciosa de los músculos afectados suele revelar la presencia de un grupo de fibras musculares muy rígidas, donde se localiza la banda tensa, en cuyo interior se aloja un punto muy sensible a la palpación, el punto gatillo, el cual es el causante del dolor dorsal. El diagnóstico se realiza en este caso mediante la presión manual mantenida durante unos segundos del punto gatillo responsable, el cual reproduce el dolor dorsal que siente el paciente; este es el que podríamos llamar signo del reconocimiento del dolor por el paciente.

Estos puntos gatillo pueden ser secundarios a una disfunción somática por la afectación del miotoma correspondiente; o bien puede tratarse de un síndrome de dolor miofascial primario, debido a tensión muscular por esfuerzos, errores posturales o, según nuestra experiencia, a una sobrecarga energética alimentaria, por un exceso de alimentos con un alto contenido en hidratos de carbono de utilización rápida, como azúcar, miel, dulces y derivados; esta hipótesis habría de ser estudiada.

Actualmente estos síndromes de dolor miofascial son muy frecuentes y en ocasiones producen dorsalgias bastante agudas y desconcertantes por su localización, que además pueden aumentar de intensidad con la respiración profunda, como es el caso del iliocostal, dando lugar a dolores que pueden simular una afectación pulmonar o de las costillas, por una zona de referencia en la parte torácica anterior, la cual suele causar bastante preocupación.

El punto gatillo del serrato posterior y superior produce, cuando está activo, un dolor intenso, profundo, localizado en la zona alta del omóplato, con una posible irradiación en el miembro superior que se puede confundir con una neuralgia cervicobraquial.

Es conveniente tener a mano los patrones de dolor característico de los puntos gatillo de cada músculo (Travell J.; Simons D.), que están actualmente en muchas publicaciones, con el fin de comparar el dolor del paciente con el de algunos puntos gatillo, si tenemos sospecha de síndrome de dolor miofascial.

El dolor debido a una contractura muscular, por sobrecarga, por un trabajo muscular excesivo o por otra circunstancia, suele desaparecer en unos días con el descanso del músculo; no ocurriendo lo mismo con el síndrome de dolor miofascial, que puede alargarse en el tiempo, y requerir el tratamiento del músculo afectado, a nivel del punto gatillo correspondiente.

Semiología y valoración clínica en osteopatía

Dorsalgia de origen muscular: test de valoración

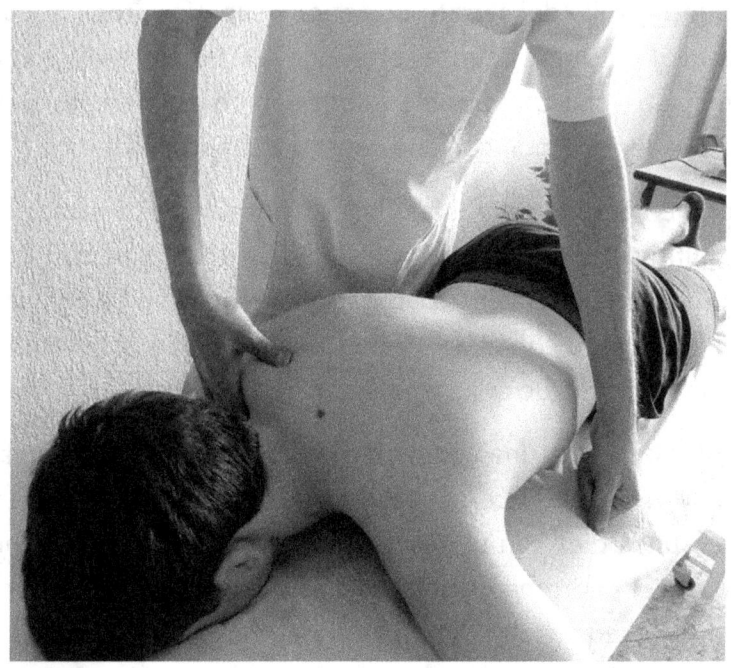

Test de presión sobre el punto gatillo

La presión manual mantenida durante unos segundos sobre el músculo a nivel del punto gatillo responsable produce el dolor dorsal, el cual es reconocido por el paciente como su dolor, en caso de dorsalgia de origen muscular. En este caso se está efectuando la presión sobre el músculo serrato posterior y superior, a nivel de su punto gatillo habitual, para comprobar si es el causante del dolor.

DORSALGIA POR PATOLOGÍA DISCAL (DISCÓGENA)

Algunas veces se achaca el dolor dorsal a la artrosis discal encontrada en la radiografía o resonancia, pero a menudo estas lesiones artrósicas tienen poca importancia. Si el examen segmentario fuese doloroso al presionar en estos segmentos, probablemente se trataría, como ocurre en otras regiones, de leves lesiones discales de artrosis (deshidratación discal, disminución de la altura del disco) que coexisten con un DDIM (desarreglo doloroso intervertebral menor) o con una disfunción somática, siendo estos realmente la causa del dolor.

El caso es distinto cuando vemos en el informe la existencia de una hernia discal; entonces debemos ser muy cuidadosos y leer muy bien dicho informe, por si la hernia está en contacto con la médula, haya o no signos de afectación medular en la resonancia. Pues hay que tener en cuenta que en la región dorsal, por la cifosis, la médula está muy próxima a los discos y cuerpos vertebrales. En este caso, el tratamiento manual debe realizarse con mucha prudencia; las técnicas directas, las llamadas "dog techniques" y otras similares pueden ser peligrosas a nivel del segmento afectado de hernia.

Aunque las hernias discales son menos frecuentes en el raquis torácico, desde la llegada de la resonancia cada vez se diagnostican con más frecuencia. Así, estudios mediante resonancia en individuos asintomáticos indican que las hernias de disco dorsales son mucho más frecuentes de lo que se pensaba y se localizan sobre todo entre las vértebras D8 y D12 (Wood Kirkham B. et al.). Tenemos que tomar nota de estos datos los que practicamos osteopatía, por la importancia que tiene el que podamos encontrarnos con personas asintomáticas portadoras de una hernia de disco dorsal.

En estos casos de dorsalgia discógena, el motivo del dolor según Cyriax es la compresión de la duramadre por el disco herniado, reproduciéndose el dolor mediante la flexión cervical máxima (test de

Neri), por ascender la duramadre a nivel cervical y dorsal, aumentando la compresión, no produciéndose en cambio el dolor con los otros movimientos cervicales. Esta dorsalgia puede aumentar también con la flexión del raquis dorsal (por ejemplo, al estar sentado tiempo), con la tos y sobre todo con la respiración profunda, signos todos ellos que indican un origen discal del dolor (Cyriax J.).

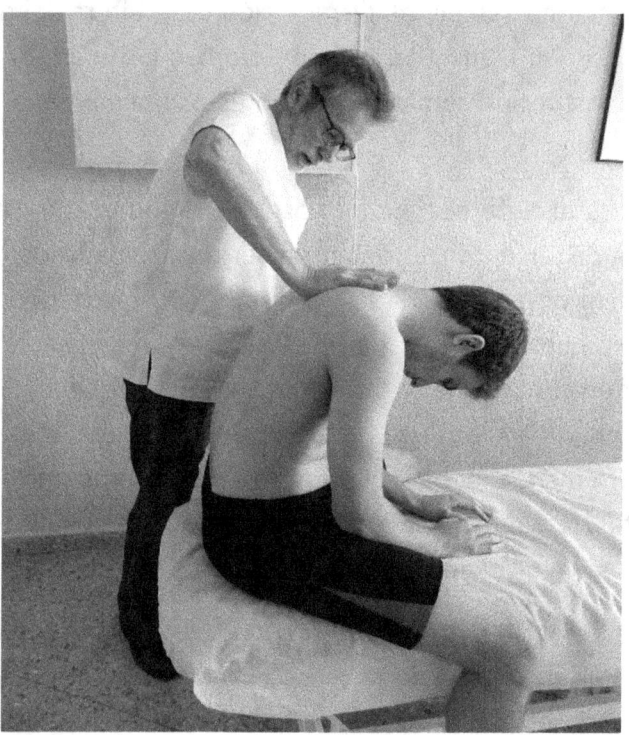

Test de flexión del raquis dorsal

En algunas ocasiones, esta dorsalgia discógena puede manifestarse de forma aguda e intensa, sugiriendo un lumbago torácico (Cyriax J.), por la analogía con el del raquis lumbar. El paciente, al inclinarse hacia delante, generalmente al coger un peso, queda inmovilizado en flexión por un fuerte dolor, frecuentemente dorsal inferior, el cual aumenta con los movimientos del tronco, y sobre todo con la respiración profunda. Suele ceder en unos días con reposo en cama, pero puede haber recidivas análogamente a lo que ocurre en el lumbago discal, ya que se trata del mismo proceso. Según Cyriax, el dolor puede irradiarse hacia delante por el dermatoma correspondiente, como ocurre a nivel lumbar, siguiendo la pared torácica o la abdominal, según la altura de la hernia discal. Aunque sea mucho menos frecuente que el lumbago, debemos conocer esta semiología para no tratar a un paciente de este tipo como si fuera un simple "bloqueo vertebral".

En caso de afectación medular por una hernia de disco (mielopatía compresiva), los primeros síntomas que suelen presentarse son parestesias (hormigueos, pinchazos) en ambos pies, que posteriormente se extienden a piernas y muslos (Cyriax J.); más adelante se presentan trastornos sensitivos y motores en ambas extremidades, en forma de pérdida de sensibilidad, de fuerza, y en casos muy graves, una paraplejía o parálisis de ambas piernas. Al realizar el test de flexión cervical máxima (test de Neri), que provoca un ascenso de la duramadre y un aumento de la compresión, se manifiestan más claramente estos síntomas en las extremidades inferiores; pero hay que llevar cuidado con esta prueba, solo habría que hacerla en la fase inicial, cuando se manifiesta el sufrimiento medular por parestesias en los pies.

Semiología y valoración clínica en osteopatía

Dorsalgia discógena: valoración

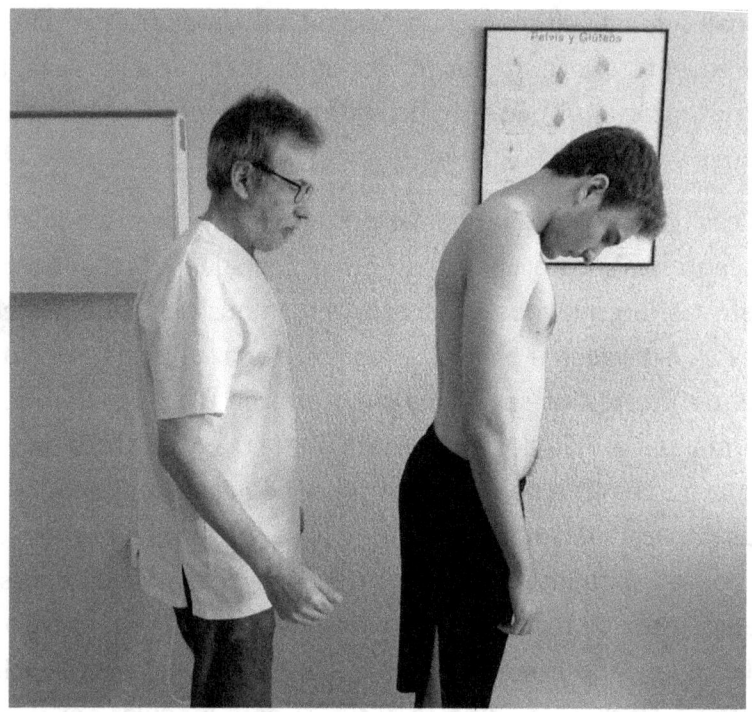

Signos clínicos que indican dorsalgia discógena

Test de Neri (imagen de arriba): el paciente realiza una flexión cervical máxima, la cual, al producir un ascenso de la duramadre espinal, desencadena o aumenta el dolor dorsal de naturaleza discógena.

Test de flexión del raquis dorsal: con el paciente sentado, forzamos la flexión del raquis dorsal mediante presión en su parte superior, lo cual puede aumentar el dolor dorsal en estos casos.

Otros signos de dorsalgia discógena: el dolor se produce o aumenta con la respiración profunda y con la tos.

OTRAS CAUSAS DE DOLOR DORSAL

La artrosis a nivel del raquis dorsal es frecuente, pero no suele producir dolor; no obstante, es frecuente achacar a la artrosis encontrada en una radiografía la causa de la dorsalgia. Cuando estas vértebras con artrosis son responsables de dolor, suele ser por sufrir al mismo tiempo una disfunción somática o un DDIM, que es la causa más frecuente de dolor de origen vertebral, por lo que en este caso aparecen como dolorosas en la exploración clínica segmentaria. Solamente es seguro que una dorsalgia es debida a artrosis cuando esta sufre un acceso inflamatorio (Maigne R.), lo cual ocurre ocasionalmente; entonces el dolor es agudo y se da con todos los movimientos, lo cual impide el tratamiento con movilizaciones o manipulaciones por el dolor que provocan. Habría que aplicar en estos casos un tratamiento con antiinflamatorios, antes de realizar el tratamiento osteopático.

Las escoliosis leves o moderadas ya hemos visto que no producen dolor dorsal y, si este aparece, también será debido a disfunciones somáticas y no a la propia escoliosis.

La osteoporosis es una enfermedad frecuente en las mujeres después de la menopausia y no tiene por qué ser dolorosa; no obstante, por la fragilidad vertebral que conlleva, se pueden producir fracturas de tipo aplastamiento ante esfuerzos o traumatismos mínimos. Estas fracturas cursan con un dolor agudo, de localización generalmente dorsal bajo o dorsolumbar, el cual es permanente, aumentando con la tos, la respiración profunda y los movimientos (Castellano Cuesta J.A.; Colomer Rubio E.J.). Otras veces producen un dolor más moderado y pueden pasar desapercibidas, al ser un dolor que calma con el reposo y aumenta con la actividad, pero hay una fractura vertebral, la cual se diagnostica con radiografía; de aquí la necesidad de sospechar estos casos cuando nos encontremos con personas que reúnan estas características.

Pero no todos los aplastamientos vertebrales son debidos a osteoporosis; hay otras causas, y las metástasis de tumores son frecuentes en las vértebras; de hecho, el problema que con frecuencia se plantea es establecer la diferencia entre las dos clases más frecuentes de fractura tipo aplastamiento, las osteoporóticas y las debidas a metástasis, sin olvidar otras menos frecuentes como las infecciosas. Las vértebras son el elemento del esqueleto que se afecta con mayor frecuencia cuando hay metástasis óseas; las localizaciones más frecuentes de estas son las regiones dorsal y lumbar, al igual que en las fracturas osteoporóticas. Los tumores que tienen más tendencia a hacer metástasis en el hueso son, por orden de frecuencia, los de mama, próstata, riñón y pulmón. En cuanto a la semiología, el síntoma más importante para establecer el diagnóstico es el dolor, que suele estar localizado en un segmento vertebral, pero no es de tipo mecánico, es decir, no mejora con el reposo, puede ser más intenso en la noche dificultando el descanso, va aumentando de intensidad con el paso de los días y sobre todo es resistente a los analgésicos de uso habitual (Baixauli Rubio A. et al.). No es infrecuente que estos pacientes consulten al osteópata por el dolor de espalda, por lo que es conveniente considerar esta eventualidad y conocer esta semiología dolorosa para derivarlos lo antes posible a atención médica, con objeto de un diagnóstico precoz.

Se suele achacar a secuelas de la enfermedad de Scheuermann la dorsalgia que aparece en adultos que sufrieron esta patología, aunque estas lesiones no tienen por qué ser siempre causa de dolor; conviene, no obstante, ser muy cuidadoso en estos casos, por el factor psicológico posiblemente implicado, y sobre todo por las posibles lesiones discales secundarias, en los segmentos dorsales que sufrieron acuñamiento. Además, habría que considerar estos segmentos vertebrales con secuelas, como debilitados, y deberían ser tratados con especial cuidado.

DORSALGIAS AGUDAS

Algunas veces los dolores dorsales se manifiestan de un modo agudo. En el caso de que sospechemos un origen cervical, habrá que descartar que se trate de una hernia de disco o del comienzo de una neuralgia cervicobraquial, habiendo en estos casos signos neurológicos por la irritación de un nervio cervical, aunque lo más probable es que este dolor se deba a una disfunción somática.

El llamado dorsalgo, sería un dolor dorsal agudo análogo al lumbago y de origen también discal, pero menos frecuente, dada la menor frecuencia de los trastornos discales a nivel dorsal. No obstante, habría que tenerlo en cuenta en caso de dorsalgia aguda e intensa, con signos de dolor discógeno, es decir, aumento del dolor con el test de Neri, con la flexión del raquis dorsal, la tos y la respiración profunda; será confirmado el trastorno mediante la resonancia.

En caso de existir un traumatismo previo, hay que descartar una fractura, como en la radiografía que exponemos a continuación, donde se ve una fractura con hundimiento del cuerpo vertebral de la D12 en un hombre de 50 años, al intentar dar una voltereta. En personas con osteoporosis, se pueden producir dolores agudos debido a fracturas vertebrales, como consecuencia de traumatismos mínimos, incluso con actividades de la vida diaria como al toser o levantarse de una silla; se suelen localizar en las vértebras dorsales bajas y charnela dorsolumbar. He visto producirse esto por una tos intensa, dando una dorsalgia brusca que aumentaba con la tos y la respiración profunda; la radiografía visualizó la fractura.

Estas dorsalgias agudas también pueden ser debidas a un proceso inflamatorio de la artrosis vertebral, lo cual no es frecuente, pero puede ocurrir en ocasiones en forma de accesos (Maigne R.), mejorando mediante el tratamiento con antiinflamatorios y el descanso.

El dolor agudo de origen muscular es muy frecuente, siendo generalmente la consecuencia de un síndrome de dolor miofascial por un punto gatillo que se ha activado bruscamente (Travell J.; Simons D.). Los músculos que con más frecuencia pueden producir esto son el elevador de la escápula, trapecio, iliocostal y serrato posterosuperior, los cuales pueden producir dolores de espalda bastante molestos y que pueden conducir a exploraciones diversas, por confundirse con dolores de los órganos subyacentes. La presión realizada sobre el punto gatillo reproduce el dolor, permitiendo su reconocimiento, por lo que nos sirve como un test de gran valor diagnóstico.

La dorsalgia aguda puede estar producida también por la disfunción somática de una costilla; el dolor suele ser llamativo en estos casos, dado que se trata de un dolor muy intenso en la zona dorsal y/o en el costado, que aumenta con la respiración, sobre todo al forzar la inspiración (Ricard F.; Salle J.L.).

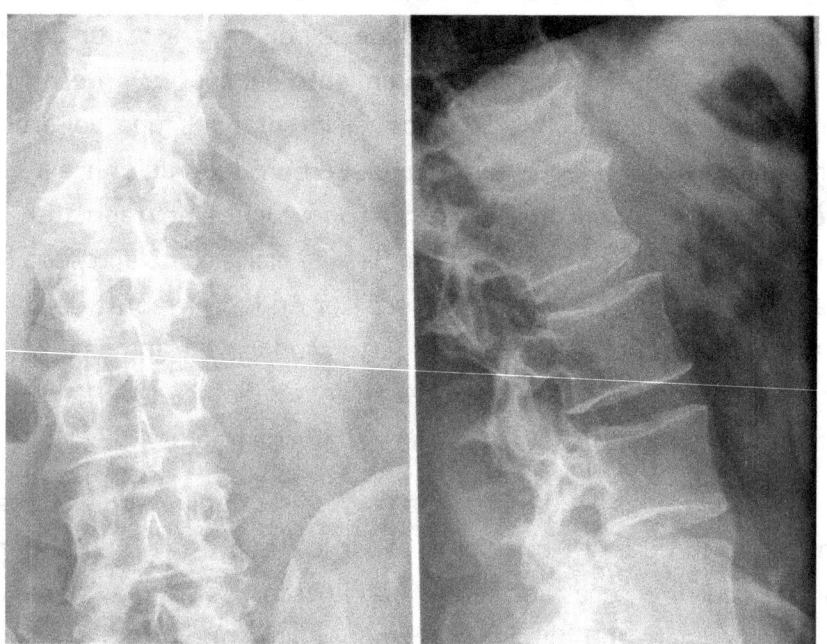

Fractura hundimiento de la D12 (radiografia lateral y antero-posterior).

SÍNDROME DE LA CHARNELA MEDIOTORÁCICA

Estando constituida por los segmentos T6-T7 y T7-T8, tiene gran importancia desde el punto de vista funcional, debido a ciertas consideraciones biomecánicas, como su importante acción de pivote durante la marcha, o la gran utilización durante las rotaciones del tronco; por lo que es considerada como una charnela desde el punto de vista funcional (Teyssandier M. J.).

Estos segmentos del raquis son sometidos diariamente a mucho trabajo, lo que les puede generar fuertes tensiones, además de ser una zona que sufre también tensión por su relación con la zona visceral y neurológica del plexo solar. Por todo ello es frecuente que sufran desarreglos y disfunción somática, causantes de un verdadero síndrome clínico, que lleva el nombre de esta charnela y que ha sido descrito por M. J. Teyssandier, a quien he tenido la suerte de tener como profesor.

He podido comprobar con mi propia experiencia la gran importancia que tiene el tratamiento de esta charnela, el cual es conveniente efectuar en un gran número de pacientes, independientemente del problema por el que vienen; creo que en parte por relajar la zona del plexo solar o "boca del estómago", cuya tensión es muy importante por desequilibrar bastante la estructura corporal.

Además, según Teyssandier, esta charnela divide a la columna en dos partes desde el punto de vista funcional: el raquis cráneo-cérvico-torácico, hasta T6-T7, y el raquis toraco-lumbo-pélvico, desde T6-T7 hasta el sacro; este concepto es muy útil desde el punto de vista de los tratamientos. Pues la exploración cuidadosa de los pacientes que vienen con cervicalgia, o con dolor cervical y dorsal, demuestra la frecuente afectación simultánea con tensión y disfunciones de la charnela mediotorácica, aunque no se quejen de molestias a su nivel, ocurriendo muchas veces lo mismo en caso de lumbalgia. En consecuencia, se puede abordar el examen y consiguiente tratamiento de los pacientes, como la afectación de una de estas partes funcionales, el raquis cráneo-cérvico-torácico, o el toraco-lumbo-pélvico, tratando las disfunciones que encontremos en ellas, sin olvidar nunca el tratamiento de esta charnela mediotorácica, ya que suele estar afectada y es importante para conseguir un buen equilibrio estructural.

En la semiología del síndrome de la charnela funcional mediotorácica (Teyssandier M. J.) destacan dolor de espalda en forma de lumbalgia de localización baja en zona lumbosacra, y sobre todo como dolor de localización dorsolumbar (lumbalgia alta o dorsalgia baja); estos se agudizan en la noche y tras un decúbito prolongado, por lo que pueden ser confundidos con un dolor de tipo inflamatorio.

A nivel de esta charnela, más que de dolor se quejan de tensión, la cual en muchas ocasiones sienten también al mismo nivel, pero por delante, en la zona abdominal superior. Se pueden asociar dolores abdominales que parecen ser de origen digestivo, como dolor en epigastrio o en hipocondrio derecho o izquierdo (boca del estómago o a los lados), debido a una pequeña irritación de las ramas anteriores de los nervios raquídeos que emergen de esta charnela.

Como test de valoración y diagnóstico, se realiza la exploración segmentaria por presión de las apófisis espinosas, la cual es dolorosa a nivel de la sexta y séptima vértebras dorsales; también el test del pinzado rodado de la piel, el cual pone de manifiesto una zona de celulalgia dolorosa unilateral a nivel de las últimas costillas, en el dermatoma T7, por la irritación de la rama posterior, y posiblemente una celulalgia anterior inmediatamente por debajo de las costillas en un lado, también en el dermatoma T7, por la irritación de la rama anterior. Esta puede ser responsable de falsos dolores digestivos, pues al ser sentidos como profundos, se pueden confundir con un problema visceral.

Semiología y valoración clínica en osteopatía

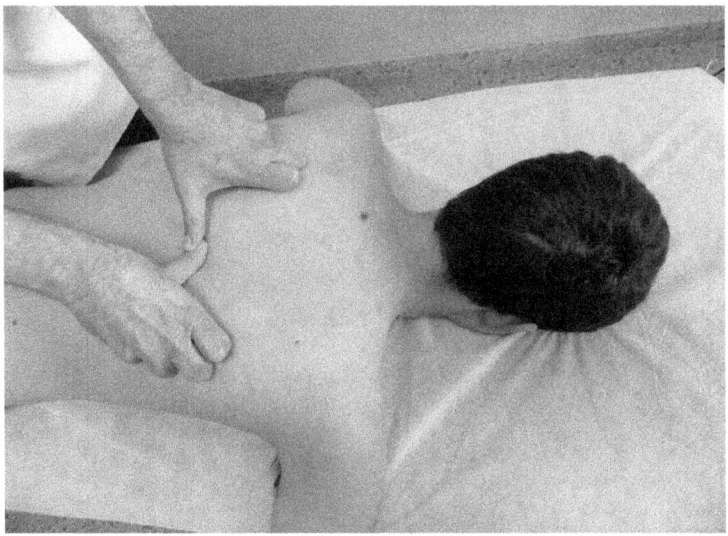

Exploración segmentaria por presión de las apófisis espinosas.

Síndrome de la charnela mediotorácica: test de valoración

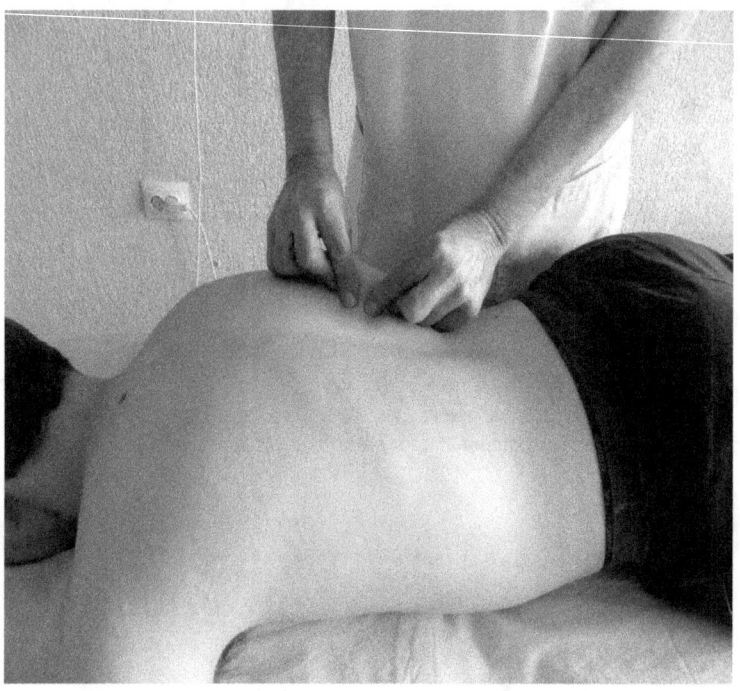

Test del pinzado rodado de la piel en el dermatoma T7 o T8

El test del pinzado rodado de la piel pone de manifiesto una zona de celulalgia dolorosa unilateral, a nivel de las últimas costillas, en el dermatoma T7, por la irritación de la rama posterior; y posiblemente una celulalgia anterior inmediatamente por debajo de las costillas en un lado, también en el dermatoma T7, por la irritación de su rama anterior. Esta última zona de celulalgia abdominal puede ser responsable de falsos dolores digestivos, pues al ser sentidos como profundos, se pueden confundir con una alteración visceral.

SÍNDROME DE LA CHARNELA TORACOLUMBAR

La piel de la parte superior de la región glútea, de la zona abdominal inferior junto a la ingle y de la cara lateral de cadera está inervada por las ramas posteriores y anteriores de los nervios raquídeos dorsales once, doce y el primero lumbar, los cuales pueden ser irritados a su salida de la columna a nivel de la charnela dorso-lumbar, pero el dolor es percibido más bajo, en la cresta ilíaca y región glútea superior, en la zona abdominal inferior o en la cadera, mientras que el paciente no se suele quejar de dolor donde está el trastorno responsable a nivel de la charnela toracolumbar.

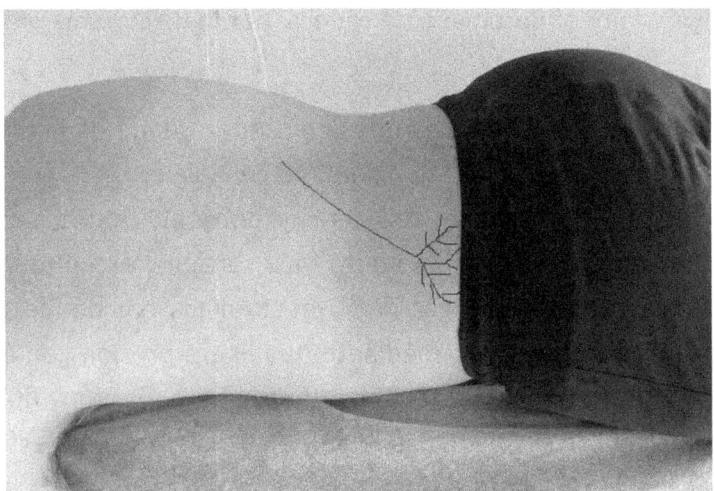

Esquema de la inervación de la piel de la cresta iliaca por el nervio T12.

Al conjunto de manifestaciones que se producen por la irritación de estos nervios, a su salida del raquis, se le denomina el síndrome de la charnela toracolumbar o dorsolumbar, también llamado síndrome de Maigne, por haber sido descrito por el profesor Robert Maigne; este síndrome consta de los síntomas que describimos a continuación, que pueden presentarse juntos o separados.

Lumbalgia baja, a nivel de la cresta ilíaca y zona glútea superior, que puede confundirse con una lumbalgia de origen lumbar bajo o sacroilíaco, este es el síntoma más frecuente.

Dolor en la cara lateral de la cadera, que suele ser confundido con bursitis o con un dolor trocantereo.

Dolor abdominal inferior, junto a la ingle, que puede aparentar un dolor digestivo, urológico o ginecológico; se trata de un falso dolor visceral. Al mismo tiempo, es frecuente la presencia de alteraciones funcionales digestivas, sobre todo en forma de meteorismo.

Todos estos son dolores proyectados a distancia, en el dermatoma correspondiente, por la irritación del nervio raquídeo en el nivel vertebral afectado de la charnela dorso-lumbar (D10-D11, D11-D12 o D12-L1). La lumbalgia se produce por la irritación de su rama posterior y el dolor abdominal o de cadera, por la de su rama anterior y lateral, respectivamente.

Para el diagnóstico empleamos el pinzado rodado de la piel de la región dolorosa, buscando una zona de celulalgia con la piel engrosada y dolorosa, la cual se considera responsable de estos dolores. También podemos buscar un punto muy sensible, el punto de cresta, que corresponde al lugar de la cresta ilíaca por donde pasa el nervio irritado; se explora mediante una ligera presión con el dedo de todo el borde de la cresta, encontrando un punto muy doloroso; adyacente a él se encuentra la zona de celulalgia de la cresta ilíaca donde el paciente siente el dolor.

A nivel de la charnela dorsolumbar encontraremos uno o dos segmentos dolorosos a la presión de sus apófisis espinosas, y con restricción de movilidad, responsables de este síndrome. La causa suele ser una disfunción somática vertebral, sin hallarse generalmente ninguna alteración en las radiografías, aunque también pueden existir otras causas menos frecuentes, como alteraciones discales; hay que llevar cuidado, pues se están viendo hernias con más frecuencia en esta localización.

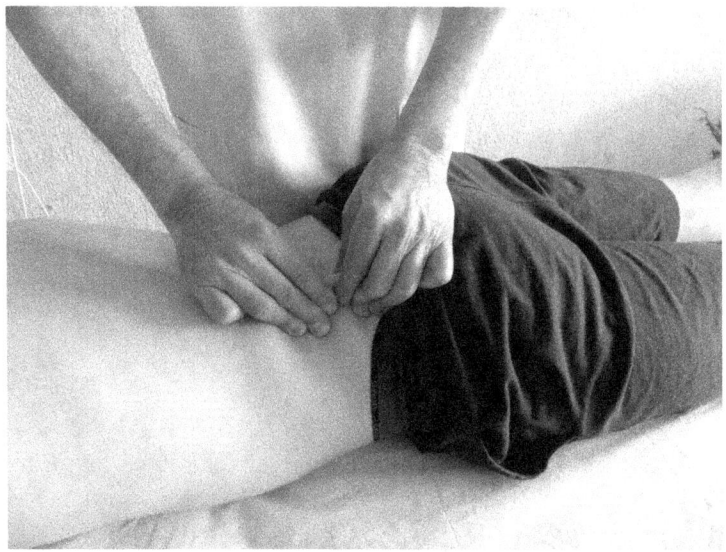
Test diagnóstico: pinzado rodado doloroso en zona de cresta ilíaca

El tratamiento osteopático de los segmentos responsables hará desaparecer el dolor del paciente, así como la zona de celulalgia donde siente dicho dolor; lo cual comprobaremos con la técnica del pinzado rodado, para demostrar la efectividad de dicho tratamiento. He visto numerosos pacientes que habían ido a varios especialistas médicos, por los dolores abdominales de este síndrome, habiéndose practicado en ellos complicadas pruebas de diagnóstico, sin encontrarles ninguna enfermedad; pero que se encontraban angustiados por no saber qué les pasaba, y al explicarles que es un trastorno vertebral del tipo de tensión musculoesquelética y reversible, lo cual han comprobado con solo dos o tres tratamientos, han quedado bastante aliviados; es muy efectivo y gratificante el tratamiento osteopático de estas personas.

Síndrome de la charnela toracolumbar: test de valoración

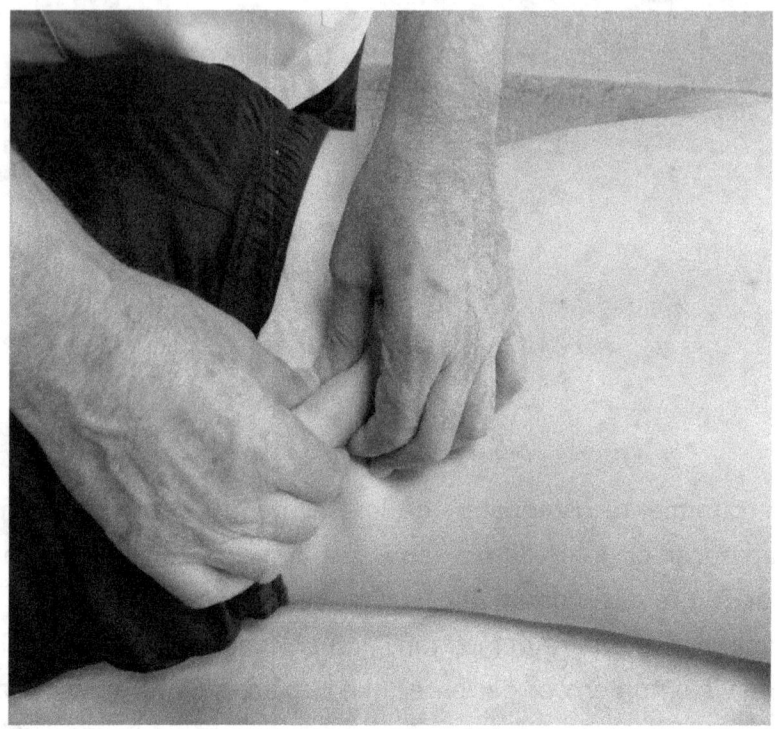

Test del pinzado rodado de la piel de la cresta ilíaca

Para valorar el síndrome de la charnela toracolumbar, se utiliza el test del pinzado rodado de la piel de la zona o zonas dolorosas (cresta ilíaca, abdominal inferior o lateral de cadera). Se buscará una celulalgia (zona de piel engrosada y dolorosa al realizar este test), la cual se considera responsable del dolor lumbar, abdominal o de cadera, pertenecientes a este síndrome, que está producido por la irritación del nervio raquídeo D11 o D12 a nivel de D11-D12 o D12-L1.

FALSOS DOLORES VISCERALES DE ORIGEN VERTEBRAL

Ciertos dolores abdominales, que aparentan ser trastornos viscerales (digestivos, ginecológicos, urológicos, etc.), dan negativas las pruebas de exploración realizadas por los especialistas correspondientes, pues se trata de falsos dolores viscerales.

Es importante conocerlos, pues son relativamente frecuentes, suelen provocar errores diagnósticos, mucha preocupación en las personas, que son sometidas a numerosas exploraciones y a veces incluso conducen a intervenciones quirúrgicas innecesarias.

Son dolores localizados en la pared abdominal, pero que al sentirse como profundos, simulan la afectación de un órgano; están relacionados con una zona de celulalgia de la piel de la pared abdominal (Maigne R.), localizada en el dermatoma correspondiente a una disfunción somática vertebral del raquis dorsal. Generalmente, los pacientes no sienten dolor a nivel de la alteración vertebral responsable, o si lo sienten, no le dan importancia en comparación con lo que les preocupa el dolor abdominal.

La exploración del raquis, mediante el examen segmentario y los tests osteopáticos de movilidad, confirma la presencia de una o varias disfunciones somáticas vertebrales, que son las causantes del dolor y de la celulalgia de la pared abdominal. El tratamiento osteopático del segmento o segmentos afectados demuestra el origen vertebral del mismo, al disminuir o hacer desaparecer dicho dolor, así como la placa de celulalgia asociada. Esta celulalgia, según Maigne, es una zona de piel engrosada e infiltrada, muy dolorosa al realizar la exploración con la maniobra del pinzado rodado, que puede producir un dolor sentido como profundo por el paciente; se comprende que, a nivel abdominal, pueda achacarse equivocadamente este dolor a los órganos localizados al mismo nivel.

Estos dolores se producen como consecuencia de la irritación de la rama anterior del nervio raquídeo, perteneciendo a un síndrome celulo-teno-miálgico de Maigne, siendo la causa más frecuente una disfunción somática vertebral, aunque no se pueden excluir otras.

Se manifiestan como dolores unilaterales de una parte del abdomen, a veces de carácter leve, a los que no se da importancia, o se relacionan con un problema digestivo o ginecológico normal, o bien como dolores más intensos que preocupan mucho a las personas, llevándolas a consultar con especialistas (Alcaraz Patrice), y a veces incluso como dolores agudos que pueden simular una urgencia quirúrgica.

Cuando se localizan en el epigastrio e hipocondrios, lo cual es bastante frecuente, habría que buscar la afectación vertebral a nivel de T6 o T7 (charnela mediodorsal); si se sitúan a nivel medio del abdomen, hay que buscar sobre T9 o T10; cuando se manifiestan en la parte inferior del abdomen, en las fosas ilíacas, hay que buscar la afectación vertebral, sobre todo a nivel de la charnela dorsolumbar (T11-T12, T12-L1); en este caso pueden formar parte del síndrome de la charnela dorsolumbar (Maigne R.), acompañándose de lumbalgia o de un falso dolor de cadera.

El dolor pseudovisceral es un asunto importante y también más frecuente de lo que parece, como sugiere el estudio realizado en Dinamarca para determinar la prevalencia de disfunciones musculoesqueléticas en mujeres con dolor pélvico crónico que fueron derivadas para realizarles un estudio laparoscópico (Mygind Mieritz R. et al.), encontrándose en el 51% de las mismas una disfunción musculoesquelética (articular o muscular) en la región lumbopélvica.

Falso dolor visceral de origen vertebral: test de valoración

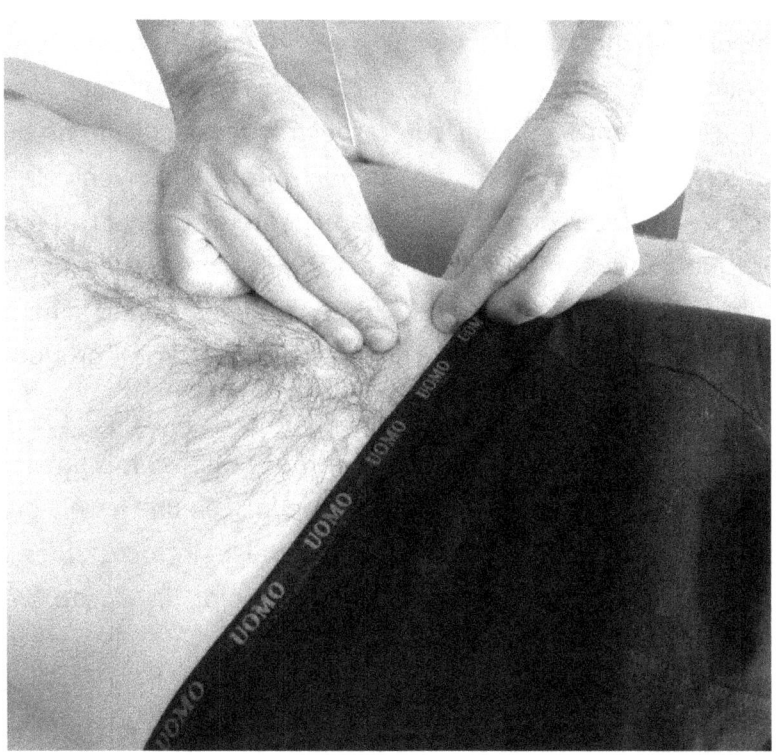

Test del pinzado rodado de la piel del abdomen

Para el diagnóstico de falso dolor abdominal visceral, realmente de origen vertebral, se emplea el test del pinzado rodado de la piel del abdomen donde se localiza el dolor; buscando una zona de celulalgia (piel engrosada y dolorosa), la cual puede ser responsable del dolor, en ausencia de afectación visceral compatible con el mismo. El tratamiento de la disfunción vertebral responsable confirmará el diagnóstico al hacer desaparecer la zona de celulalgia abdominal y el dolor asociado.

NEURALGIA INTERCOSTAL

En caso de dolor agudo en la pared torácica, siguiendo el trayecto de las costillas, intensificado por la respiración, suele diagnosticarse de "neuralgia intercostal", aunque no es frecuente que se trate de una verdadera neuralgia por compresión o irritación radicular. En ocasiones se plantean dudas con respecto a la afectación de un órgano, como pleura, pulmón, etc., siendo entonces conveniente descartar este proceso. Aunque lo más frecuente es que se trate de un dolor irradiado en un espacio intercostal adyacente, procedente de una disfunción costal estructural (Greenman P.E.), siendo la más frecuente la subluxación posterior de una costilla, la cual produce un dolor agudo aumentado con la respiración.

Otras causas musculoesqueléticas son posibles, como un síndrome de dolor miofascial por punto gatillo, e incluso una hernia de disco dorsal, produciendo una verdadera neuralgia intercostal; en este caso es muy probable que haya signos de dolor discógeno a nivel dorsal; hay que tener en cuenta que las hernias de disco dorsales son menos frecuentes. Si una hernia comprime una raíz nerviosa, el dolor primero se sitúa en la espalda a nivel torácico y posteriormente se extiende anteriormente, pudiendo manifestarse en algunas ocasiones como un dolor torácico exclusivamente anterior (Cyriax James); la respiración profunda puede producir o aumentar este dolor. Aunque si por algo destacan las lesiones discales dorsales, es por no manifestarse claramente con síntomas radiculares, sino que estos síntomas suelen ser discretos e incluso pasar desapercibidos, por lo cual el diagnóstico es difícil.

En caso de no encontrar una disfunción costal, como la subluxación posterior, habría que pensar en una causa neurológica, como neuropatía diabética, herpes zóster u otras patologías que afectan a la médula y a los nervios (Greenman P.E.).

ESGUINCE COSTAL (SUBLUXACIÓN COSTAL)

Se trata de un dolor agudo que aparece bruscamente en la parte anterior y lateral del tórax, o a nivel abdominal superior, a continuación de un movimiento rápido de giro, esfuerzo brusco como estornudar, o de una contusión sobre la arcada costal. Fue descrito como esguince costal por Robert Maigne en 1957.

Suelen afectarse sobre todo las costillas medias e inferiores; la persona siente de pronto un dolor agudo punzante, que aumenta con la respiración profunda y los movimientos del tronco (Arroyo J.F. et al.). La disfunción de costilla suele producir un dolor muy agudo que aumenta con la respiración profunda, lo cual es característico (Ricard F.; Salle J.L.).

Se puede realizar el test de compresión del esternón, en decúbito supino, comprimiendo el esternón del paciente con ambas manos; si aparece un dolor en la caja torácica, puede deberse a una fractura de costilla. Aunque si hay antecedente de golpe directo, caída o contusión, puede ser necesaria una radiografía que descarte la fractura costal, a veces para que la persona se quede tranquila.

Esta alteración suele mejorar e incluso desaparecer en cuestión de horas o días, pero en algunos casos permanece como una molestia torácica, que aumenta con los movimientos de rotación del tronco, accesos de tos o con la respiración profunda.

Se le ha llamado esguince costal (Maigne R.); otros le llaman disfunción de la articulación costovertebral, aunque por sus características clínicas este proceso se parece más a una subluxación, como si una costilla se saliera de su sitio (Maigne R.), lo cual parece ocurrir a nivel de la articulación costovertebral, más que en la costotransversa. En osteopatía, una disfunción de costilla frecuente es la llamada subluxación posterior, donde la costilla es más prominente en la espalda (Greenman P.E.). Es frecuente que este dolor origine exploraciones internas al confundirse con una alteración visceral, como pericarditis, una afección pulmonar, renal, etc.

En el examen clínico es fundamental la palpación, pues la presión efectuada sobre la costilla afectada es dolorosa, mientras que no lo es sobre las vecinas, ni sobre las del lado opuesto; además, esta presión provoca un dolor idéntico del que se queja el paciente.

Como test de diagnóstico se utiliza la maniobra de la costilla (Maigne R.), la cual se puede hacer con el paciente sentado o acostado de lado; nos ponemos detrás cogiéndole del brazo que hemos puesto sobre su cabeza y le inclinamos el tronco en sentido opuesto al dolor; entonces, con el pulgar situado sobre el borde superior de la costilla dolorosa, la empujamos hacia abajo; después tiramos hacia arriba de la costilla agarrándola del borde inferior con el pulpejo de los dedos. En caso de esguince, una de estas maniobras aumenta el dolor mientras que la otra es indolora; este resultado del test permite el diagnóstico. En caso de fractura, ambas maniobras resultarían dolorosas, mientras que no se modificaría el dolor si este fuera consecuencia de una neuralgia intercostal o de origen muscular.

Aunque menos frecuentes que los posteriores, pueden existir también esguinces anteriores, localizándose a nivel de la unión condrocostal, el test de examen sería el mismo, aunque en este caso es mejor realizarlo con el paciente en decúbito supino, empujando igualmente la costilla sospechosa, pero a nivel torácico anterior, hacia abajo y hacia arriba.

Estas maniobras de examen pueden ser utilizadas también para el tratamiento según Maigne, pero realizándolas como movilizaciones progresivas en la dirección no dolorosa, ayudándose de los movimientos respiratorios.

Esguince costal: test de valoración

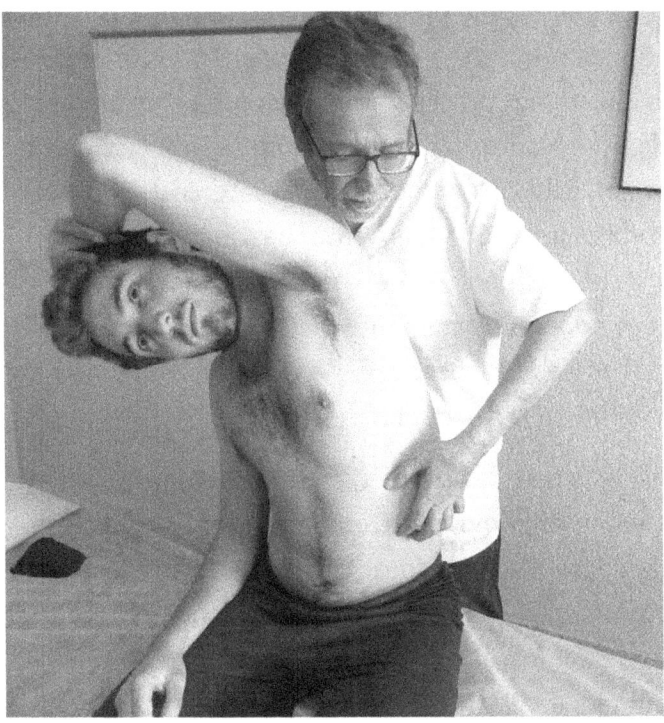

Maniobra de la costilla (Maigne R.)

Estando el paciente sentado y con el brazo del lado afectado sobre su cabeza, se le inclina hacia el lado opuesto al dolor; entonces, con el dedo pulgar situado sobre el borde superior de la costilla afectada, se empuja esta hacia abajo, como podemos ver en la imagen de arriba; posteriormente, con los pulpejos de los dedos se engancha esta misma costilla por su borde inferior y se tira de ella hacia arriba. En caso de esguince de costilla, una de estas dos maniobras es dolorosa, aumentando o produciendo el dolor que siente el paciente; la otra es indolora.

SÍNDROME DE LA COSTILLA DESLIZANTE

El síndrome de la costilla deslizante (slipping rib syndrome) se produce por un exceso de movilidad de uno o más cartílagos costales inferiores, que es la parte anterior de las costillas, los cuales se articulan entre sí y con el esternón; debido probablemente a una insuficiencia ligamentosa, produciendo una subluxación de dicho cartílago costal. Esta comprime al nervio intercostal adyacente, produciendo un dolor agudo y punzante, bastante invalidante. Es un proceso infrecuente, pero es necesario su conocimiento, ya que muchas veces no es correctamente diagnosticado, confundiéndose con patologías viscerales torácicas y abdominales (pulmonar, cardíaca, biliar, etc.) (Khan N.A.J. et al.).

El diagnóstico se realiza mediante el examen clínico, mediante el cual observamos cómo el extremo anterior de una costilla o cartílago costal aparece dislocado del margen costal, siendo además muy doloroso a la palpación, y al realizar la maniobra del enganche se produce el dolor característico. Esta se realiza con el paciente en decúbito supino, enganchando con una mano el margen costal inferior en el lado del dolor, y al tirar de este en sentido anterior y craneal, se reproduce el dolor (Heinz G. J.; Zavala D. C.).

Al ser el dolor de carácter neuropático, puede ser difícil su manejo; no obstante, mediante la explicación al paciente del carácter benigno del problema y el tratamiento con analgésicos, suelen responder bien. En casos severos se plantea la extirpación quirúrgica de la costilla y del cartílago costal implicados, lo cual puede ser una solución eficaz para eliminar el dolor, aunque bastante agresiva.

Semiología y valoración clínica en osteopatía

Síndrome de la costilla deslizante: test de valoración

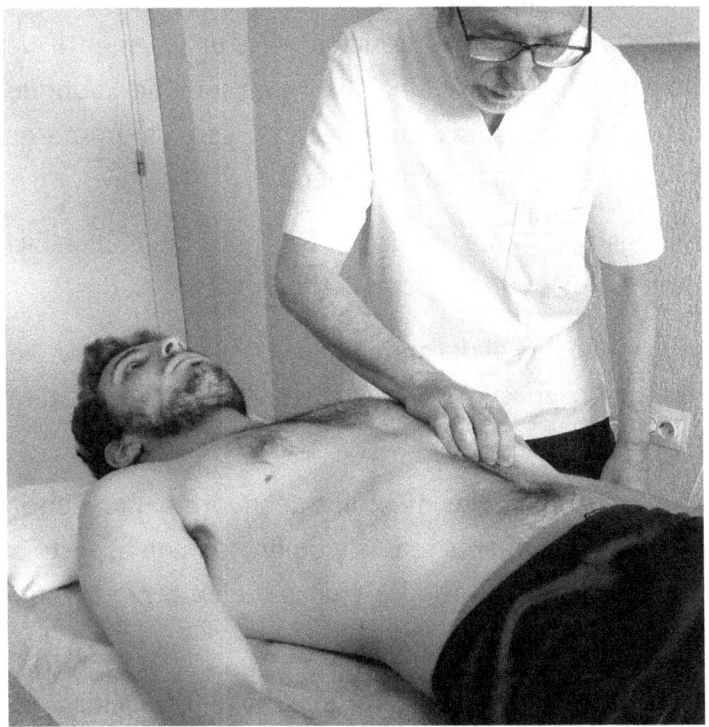

Test del enganche

Con una mano se engancha el margen costal inferior, de manera que se incluya la costilla que se piensa afectada, y se tira de él en sentido anterior y craneal; la maniobra es positiva si se produce el dolor que siente el paciente.

SÍNDROME CELULO-TENO-MIÁLGICO VERTEBRAL

El síndrome celulo-teno-miálgico vertebral (Maigne R.) comprende las alteraciones que pueden manifestarse en el dermatoma, miotoma o esclerotoma, correspondientes a un segmento vertebral afectado, generalmente por una disfunción somática, aunque puede ser por otra patología. La exploración de este síndrome equivale, por lo tanto, al examen de la metámera.

Su semiología está constituida por tres tipos de manifestaciones o signos clínicos, los cuales pueden darse juntos o aislados.

Signos cutáneos en el dermatoma: se trata de zonas de piel como infiltradas, engrosadas y muy dolorosas al test del pinzado rodado cutáneo; es la celulalgia.

Signos musculares en los músculos del miotoma: presencia de un grupo de fibras musculares tensas y dolorosas, con aspecto a la palpación de "cordones duros", los cuales suelen tener en su interior un punto gatillo.

Signos tendinosos en el esclerotoma: hipersensibilidad en la palpación de las inserciones tendinosas y dolores tendinosos que aparentan una tendinitis.

Todos estos signos están producidos por una pequeña irritación del nervio raquídeo a su salida de la columna, la cual no provoca un dolor neurálgico típico como una ciática; pero se encuentran en su territorio de inervación las manifestaciones que constituyen este síndrome, las cuales pueden dar lugar a dolores de espalda, abdominales, afecciones tendinosas o musculares, de difícil explicación y que suelen ocasionar diagnósticos erróneos, al no relacionarse con la columna y su causa frecuente, una disfunción somática vertebral.

La celulalgia cutánea se corresponde con una zona localizada de piel que se encuentra engrosada, como grumosa y bastante dolorosa cuando se coge un pliegue y se desliza entre los dedos. A esta maniobra que permite el diagnóstico se le conoce como el test del pinzado rodado, y consiste en coger un pliegue de piel entre el pulgar y los otros dedos con ambas manos, y rodarle por toda la zona que se explora. Su grosor varía dependiendo de la zona corporal, de su mayor o menor abundancia en tejido subcutáneo, y también varía con las personas, de manera que en las que tienen la piel muy fina apenas se aprecia este engrosamiento, apareciendo solo dolor. No debe confundirse esta alteración con la celulitis, aunque esta también sea positiva al test del pinzado rodado, pero se trata de una alteración mucho más extensa, mientras que la celulalgia está mucho más localizada, además de que la celulitis no es de origen vertebral.

Lo más importante de estas celulalgias es que pueden producir dolores que son sentidos como profundos, que suelen estar localizados a distancia del segmento vertebral que los ha originado. De manera que en la espalda muchas veces no son bien diagnosticados, por encontrarse más abajo de su lugar de origen, en el dermatoma correspondiente; que en las regiones dorsal y lumbar, se localiza tres o cuatro niveles por debajo del lugar de salida del nervio raquídeo de la columna.

A nivel del tórax y del abdomen, estas zonas celulálgicas pueden producir dolores que, al sentirse como profundos, pueden confundirse con alteraciones viscerales (pulmonares, digestivas, ginecológicas, etc.), dando lugar con frecuencia a exámenes y pruebas por parte de diversos especialistas.

Las zonas de celulalgia que dependen de las alteraciones de los segmentos vertebrales del raquis lumbar aparecen en los miembros inferiores, salvo la que corresponde al primer nervio raquídeo lumbar o L1, que pertenece a la charnela dorsolumbar, y su celulalgia se manifiesta en la zona de la cresta ilíaca y glútea superior; las de los demás nervios lumbares se presentan en los dermatomas correspondientes del miembro inferior.

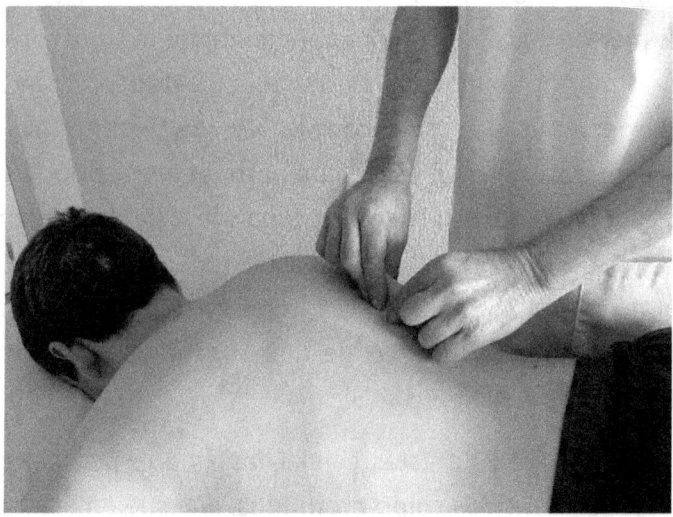

Una celulalgia dorsal inferior depende de las dorsales medias

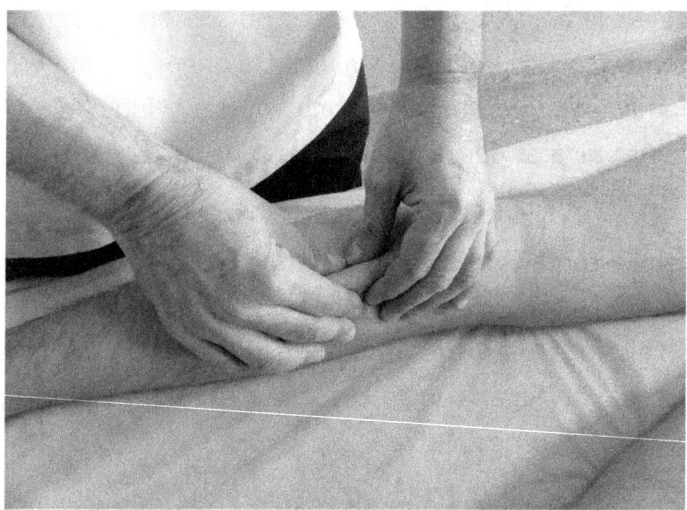

Test del pinzado rodado donde suele aparecer la celulalgia de S1

Las alteraciones musculares se observan en algunos músculos del miotoma correspondiente al segmento vertebral afectado, en forma de un grupo de fibras musculares tensas y dolorosas, que se palpan como un cordón, el cual puede tener en su interior un punto muy doloroso a la palpación (punto gatillo), que puede ser responsable de un dolor a distancia. Estos cordones suelen encontrarse siempre en los mismos músculos, según el segmento vertebral alterado; así, en el caso de L4-L5 aparecen en la pierna en el extensor común de los dedos, cuando se trata de L5-S1, pueden aparecer en el bíceps femoral en su parte inferior, en el gemelo externo o en el piramidal.

Los signos tendinosos se encuentran en el esclerotoma, en los tendones y en las inserciones tendinosas en el hueso; pueden cursar como una falsa tendinitis, o como un dolor a la palpación de la inserción del tendón, que desaparece o disminuye con el tratamiento del nivel vertebral responsable. Como ejemplos podemos citar la falsa tendinitis de la pata de ganso, que depende del nivel vertebral L3-L4, la seudotendinitis del glúteo medio a nivel del trocánter, la hipersensibilidad en la palpación de esta inserción, que dependen del nivel L4-L5, etc.

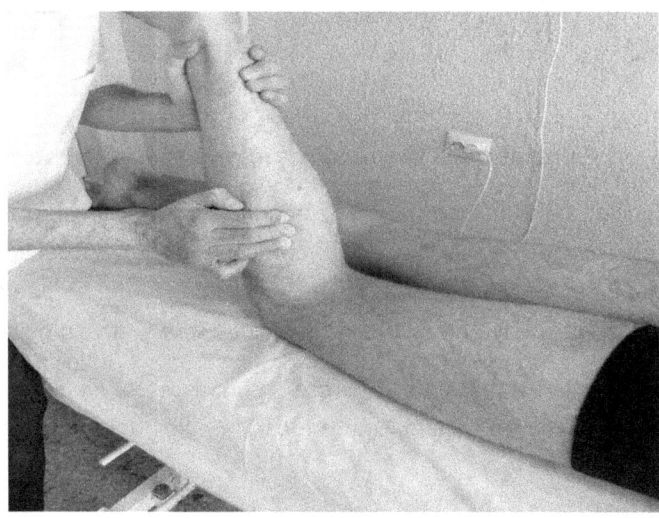

Exploración de fascículos tensos en gemelo (nervio S1)

Síndrome celulo-teno-miálgico vertebral: valoración

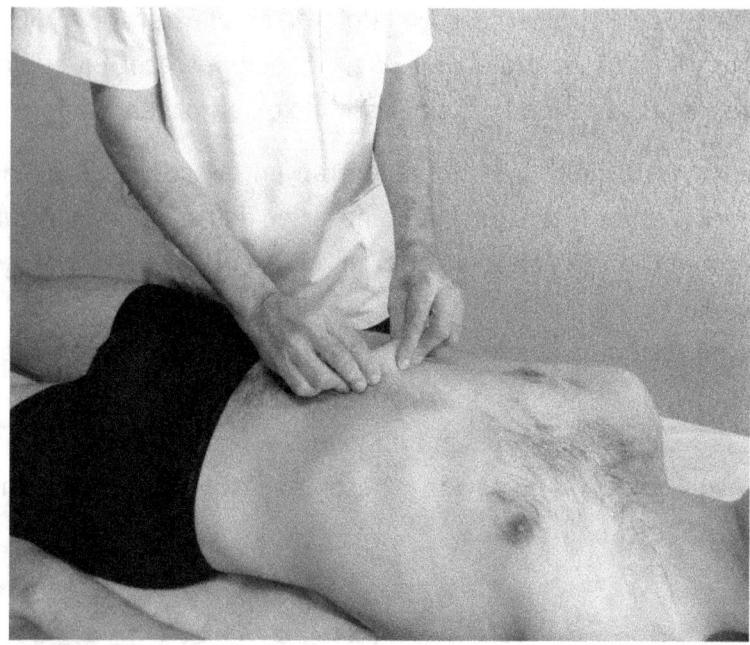

Palpación del dermatoma, miotoma y esclerotoma

La palpación del dermatoma del segmento vertebral afectado, mediante el test del pinzado rodado de la piel, como en la imagen de arriba, permite localizar zonas de celulalgia, las cuales a nivel del abdomen pueden ser causa de falsos dolores viscerales, como dolores digestivos, ginecológicos, etc.

Fibras musculares tensas y dolorosas, con aspecto de cordón duro, son localizadas mediante la palpación en los músculos del miotoma relacionado con dicho segmento.

Tendones dolorosos que simulan una tendinitis y otras estructuras dolorosas como ligamentos se pueden encontrar en la palpación del esclerotoma correspondiente.

RAQUIS CERVICAL

La semiología clínica más frecuente en el raquis cervical es la cervicalgia; los síntomas característicos son el dolor cervical y la limitación de los movimientos; puede haber también otros como dolor de cabeza y mareo o vértigo, en caso de afectación del raquis cervical superior, y dolor dorsal alto, cuando la afectación es del raquis cervical inferior; ante la presencia de dolor en el brazo, habrá que descartar una neuralgia cervicobraquial.

Se suele distinguir entre cervicalgias comunes, que son las más frecuentes, en las que no se evidencia lesión ni causa médica, y las sintomáticas, en las que el dolor cervical es síntoma de otra enfermedad como neuralgia occipital, traumatismos craneocervicales (latigazo cervical), artrosis cervical, donde se trata más bien de una asociación, hernias de disco y causas más graves (reumatismos inflamatorios, alteraciones vasculares, tumorales, infecciosas, etc.).

Ante una cervicalgia, es importante buscar mediante la anamnesis y la exploración clínica signos de alarma (red flags), como la existencia de un traumatismo previo, padecer una enfermedad reumática, dolor radicular y parestesias en la extremidad superior, vértigo verdadero, etc., que sugieren una cervicalgia no susceptible de tratamiento osteopático, al menos en ese momento.

VALORACIÓN CLÍNICA EN EL RAQUIS CERVICAL

Esta valoración se realiza mediante el examen clínico del paciente que vimos al principio del libro, pero aplicado al raquis cervical. Estos procedimientos y técnicas de examen ya fueron explicados; no obstante, vamos a ampliar esta información, por las particulares características de esta región, entre las que destaca la presencia de la arteria vertebral discurriendo entre sus vértebras, lo cual hace que debamos llevar especial cuidado, así como realizar siempre una exploración adecuada del paciente.

En la anamnesis debemos preguntar cuándo ha aparecido el dolor cervical, ya que suele ser este el síntoma por el que nos suelen consultar; si está relacionado con algún traumatismo, aunque sea leve; así mismo le preguntaremos si padece lesiones o enfermedades que puedan afectar a esta parte de la columna, como hernias discales, enfermedades reumáticas, etc. Hay que tener en cuenta, con respecto a estas últimas, el peligro de subluxación del atlas en caso de afectación inflamatoria que lesione el ligamento transverso, como puede ocurrir en la artritis reumatoide. Así como también deberíamos preguntar siempre aquello que a nivel internacional los expertos nos están aconsejando, referente a si han recibido algún tratamiento de manipulación cervical, y si esta les ha producido alguna consecuencia desagradable, como mareo, vértigo o un estado de náuseas; lo cual en caso afirmativo contraindicaría dicho tratamiento, por la posible presencia de una alteración de la arteria vertebral, que podría recidivar en forma de una disección de la arteria, la cual puede producir un accidente vascular cerebral (ictus isquémico).

Es importante examinar las radiografías y resonancias que están relacionadas con el motivo de la consulta, o bien los informes que describen las alteraciones que en ellas se han encontrado, ya que esta información puede ser decisiva respecto al tratamiento, además de que muchas personas no se quedan tranquilas hasta que hemos leído o analizado estas pruebas o informes.

Mediante la inspección o examen visual, podemos ya detectar un tortícolis por la posición característica del cuello, o una contractura antiálgica, generalmente en flexión e inclinación lateral, la cual puede indicar la presencia de una hernia discal.

Es muy importante en la región cervical examinar siempre la movilidad en todos los pacientes, mejor sentados, y realizar un esquema en estrella de Maigne, señalando los movimientos que sean dolorosos; lo cual es muy importante con respecto al tratamiento osteopático, pues no hay que olvidar que estamos manejando la región más problemática de la columna, sobre todo con respecto a los tratamientos de thrust. Por lo tanto, la exploración de su movilidad debe ser realizada siempre, con el fin de evitar la manipulación en las direcciones dolorosas del movimiento; observando esta advertencia se evitarían consecuencias desagradables con motivo de estos tratamientos.

Al realizar el examen segmentario por palpación (Maigne R.), el segmento vertebral responsable de la cervicalgia se caracteriza por tener una articulación posterior muy dolorosa; esto se encuentra en todos los trastornos, sea cual sea su naturaleza, ya se trate de un simple bloqueo vertebral por disfunción somática o de una hernia discal. Este test se realiza con el paciente en decúbito supino, y con los dedos índice o medio de cada mano se va palpando la zona de las articulaciones posteriores, entre el trapecio y el esternocleidomastoideo; al llegar al segmento afectado, se encuentra que es muy dolorosa, pudiéndose palpar también un pequeño bulto a este nivel, el cual suele desaparecer con el tratamiento (ver imagen en la página 172).

Semiología y valoración clínica en osteopatía

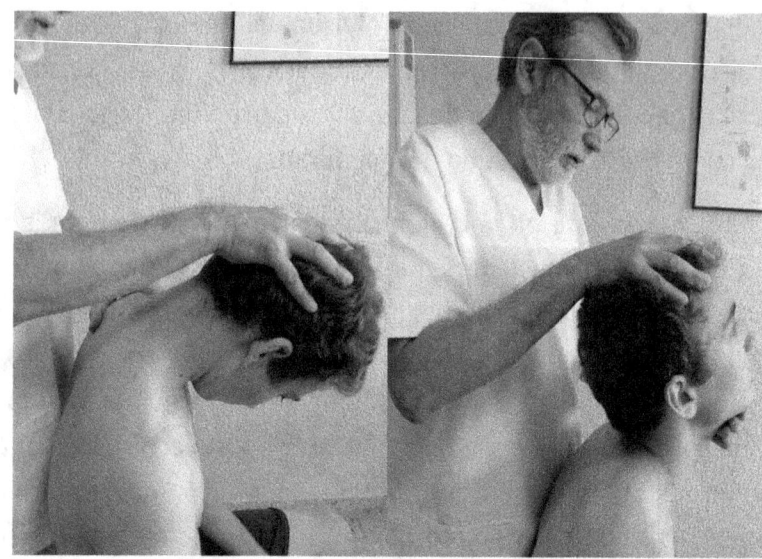

Examen de la movilidad cervical en flexión y en extensión

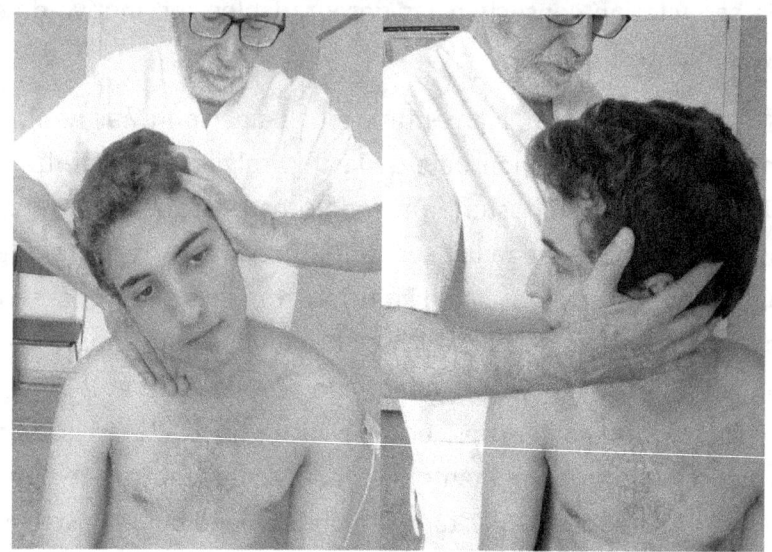

Examen de la movilidad cervical en flexión lateral y en rotación

La exploración de los tejidos de la metámera, es decir, del dermatoma, miotoma y esclerotoma, es necesaria, pues en toda disfunción somática importante, hay una alteración de estos elementos. Esta afectación metamérica está en relación con el síndrome celuloteno-miálgico y es debida, según Maigne, a una pequeña irritación del nervio raquídeo, de su rama anterior o posterior, producida por la disfunción somática vertebral. Podemos encontrar una celulalgia, un fascículo muscular tenso y doloroso o una falsa tendinitis; presentes todos estos elementos o encontrados aisladamente, pudiendo ser responsables de dolores de difícil diagnóstico y tratamiento, si no se relacionan con el raquis.

La afectación de la piel o dermatoma se denomina celulalgia; se trata de una zona de piel engrosada y dolorosa al realizar la maniobra del pinzado rodado. Una celulalgia en la región escapular por debajo de la espina del omóplato, donde se encuentra el dermatoma T2, indica una alteración cervical inferior, de C5 a C7; si se encuentra en la región del trapecio y supraespinosa, corresponde al dermatoma C4; la celulalgia en la región anterior, lateral y posterior del cuello corresponde a la afectación del dermatoma C3; mientras que si se encuentra en la ceja, o en el ángulo de la mandíbula, dermatomas C1 y C2, significa afectación del raquis cervical superior. Esta exploración es bastante útil, ya que nos permite localizar disfunciones somáticas importantes, que están afectando al dermatoma y posiblemente produciendo dolor.

La afectación de los músculos del miotoma se produce en forma de fascículos musculares tensos y dolorosos a la palpación, que pueden tener un punto gatillo muy sensible en su interior. Se localizan a nivel de los músculos suboccipitales para C1, en el trapecio superior para C2 o C3, a nivel del angular del omóplato (C3 o C4), y para el raquis cervical inferior (C5, C6 y C7) en los músculos del miembro superior, sobre todo en el deltoides e infraespinoso para C5 y C6, bíceps y extensores de la muñeca para C6, tríceps y flexores de la muñeca para C7.

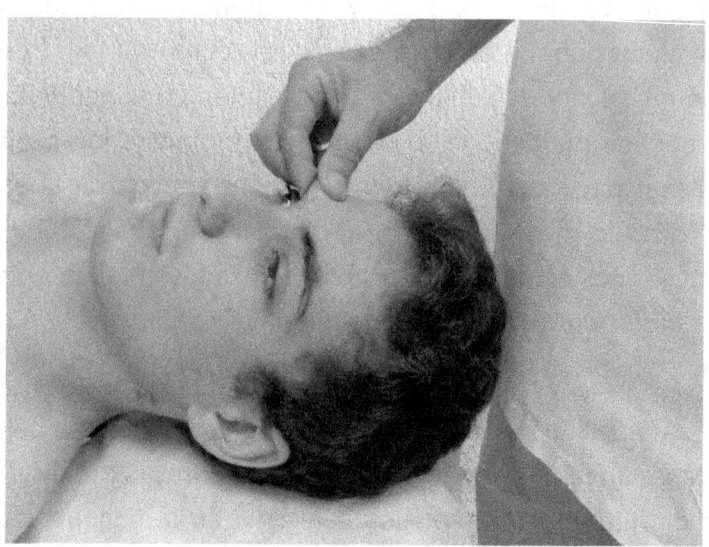
Examen de la ceja buscando celulalgia, indica afectación de C1, C2 o C3

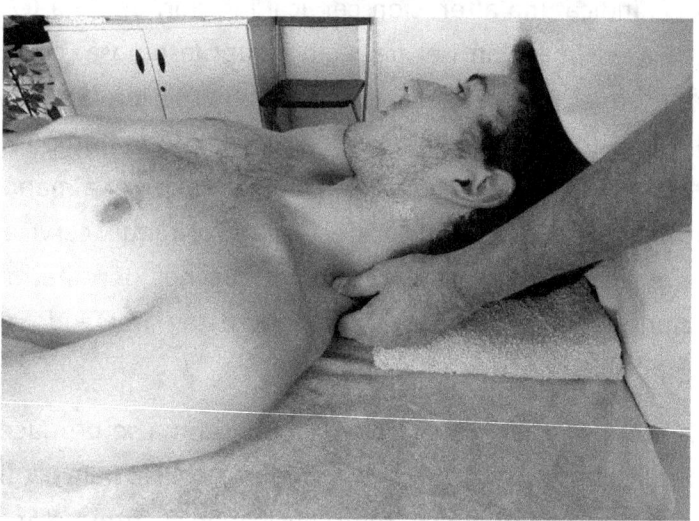
Palpación del trapecio superior buscando fascículos tensos y dolorosos

La afectación de los tendones se produce en forma de una seudotendinitis (falsa tendinitis), con un tendón doloroso a la palpación, así como al movimiento resistido. Puede producirse en los tendones del hombro en caso de afectación de los segmentos C4-C5 o C5-C6, dando un dolor de hombro tipo tendinitis de origen cervical; también puede producirse una epicondilitis por la afectación del tendón del epicóndilo humeral, cuando los segmentos C5-C6 o C6-C7 son los afectados.

Las pruebas clínicas o test empleados en esta región de la columna serán explicados en la parte correspondiente de semiología en la cual están indicados, como el de compresión de Spurling en caso de sospecha de pinzamiento de un nervio cervical.

Terminamos esta valoración clínica del raquis cervical con el examen segmentario osteopático de la movilidad de las vértebras que lo requieran.

Vamos a estudiar a continuación desde la perspectiva de nuestro trabajo osteopático y del tipo de paciente que suele solicitar estos tratamientos, los diferentes tipos de cervicalgia que podemos ver.

CERVICALGIA POR DISFUNCIÓN SOMÁTICA VERTEBRAL

Es la causa más frecuente, aunque se encuentren signos de artrosis en las radiografías, a los cuales se suele achacar este dolor. Las disfunciones somáticas del raquis cervical superior (C0-C1, C1-C2, C2-C3) suelen ser responsables de cervicalgias altas, con dolor en la nuca y en occipital, aunque en muchos casos se quejan sobre todo de dolor de cabeza; suele darse una afectación del músculo trapecio en forma de fascículos tensos o puntos gatillo; el dermatoma se suele afectar en la ceja, donde aparece una celulalgia.

Las disfunciones somáticas del raquis cervical medio (C3-C4, C4-C5) son generalmente responsables de dolores cervicales medios, que pueden irradiar a la región del trapecio y del hombro; se asocian a menudo con una afectación del músculo angular del omóplato, en forma de tensión, fascículos tensos o puntos gatillo; pueden acompañarse de tensión y puntos gatillo del trapecio, ya que también recibe inervación del raquis cervical medio.

Las disfunciones somáticas del raquis cervical inferior (C5-C6, C6-C7, C7-T1) pueden ser responsables de un dolor cervical bajo; muchas se manifiestan mediante una dorsalgia alta, o dorsalgia de origen cervical; a veces por una pseudotendinitis del hombro, o por una epicondilalgia, diagnosticada de "epicondilitis", elementos del síndrome celulo-teno-miálgico de origen vertebral. Estas disfunciones del raquis cervical inferior si son importantes; suelen acompañarse de una celulalgia a nivel dorsal alto, por debajo de la espina del omóplato, lo que constituye un buen dato de la exploración para orientarnos en su búsqueda.

Hay un dato del examen segmentario por palpación (Maigne R.) que indica que la causa de la cervicalgia es una disfunción somática vertebral; se trata de la palpación de la articulación posterior, que, realizada con un dedo profunda y lateralmente al trapecio, a nivel del segmento responsable, es dolorosa, y se suele detectar también un pequeño bulto, que puede ser debido a la disfunción somática. La ausencia de patología y la desaparición del dolor, así como de la alteración articular posterior, con la manipulación o movilizaciones segmentarias, confirman a la disfunción somática como la causa de la cervicalgia.

El tratamiento de estas disfunciones es habitualmente manipulativo, salvo que esté contraindicado, por el estado del raquis, como en caso de artrosis con grandes osteofitos, por el estado de la arteria vertebral, como cuando hay síntomas que, como veremos más adelante, sugieren una alteración de esta arteria, o cuando sea imposible de aplicar la técnica sin dolor, como en el caso de cervicalgias agudas en las que el examen de la movilidad cervical resulta doloroso en todas las direcciones del movimiento.

La eficacia del tratamiento se comprobará por la mejoría del dolor, y también mediante un nuevo examen de la movilidad, así como del dermatoma y miotoma, donde observaremos la desaparición de las alteraciones correspondientes, sobre todo de la celulalgia cutánea, que puede desaparecer con rapidez.

Cervicalgia por disfunción somática vertebral: valoración

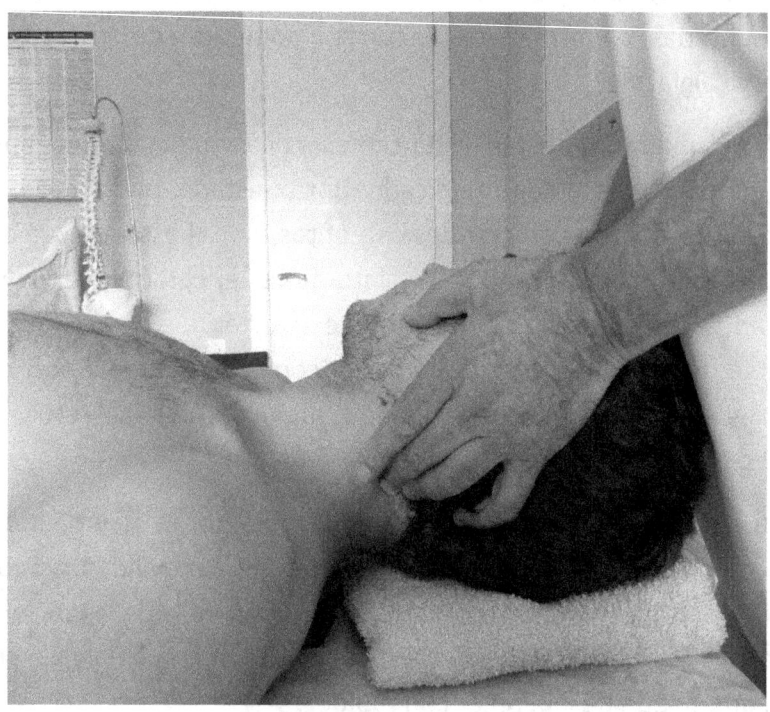

Test de palpación de las articulaciones posteriores

La palpación de las articulaciones posteriores, realizada con un dedo profunda y lateralmente al trapecio, hasta sentir un tacto duro (óseo), a nivel del segmento responsable de la cervicalgia, es dolorosa, y se suele detectar también un pequeño bulto, que puede ser debido a la disfunción somática. El tratamiento osteopático del segmento afectado permite confirmar el diagnóstico, al mejorar el dolor cervical, así como la palpación de la articulación posterior correspondiente.

CERVICALGIA EN RAQUIS CON ARTROSIS

La artrosis es muy frecuente en el raquis cervical, de manera que pueden ser visibles sus signos en las radiografías incluso desde los 30 o 35 años; pero este es solamente un diagnóstico radiográfico, su presencia no quiere decir que sea responsable del dolor. Pues numerosas personas con artrosis cervical no tienen dolor en el cuello; de hecho, muchos no saben que tienen artrosis hasta que, por un dolor cervical u otro síntoma, como mareo, etc., se les hace una radiografía, la cual revela entonces los signos de artrosis y muchas veces todos los síntomas cervicales les son achacados a ella.

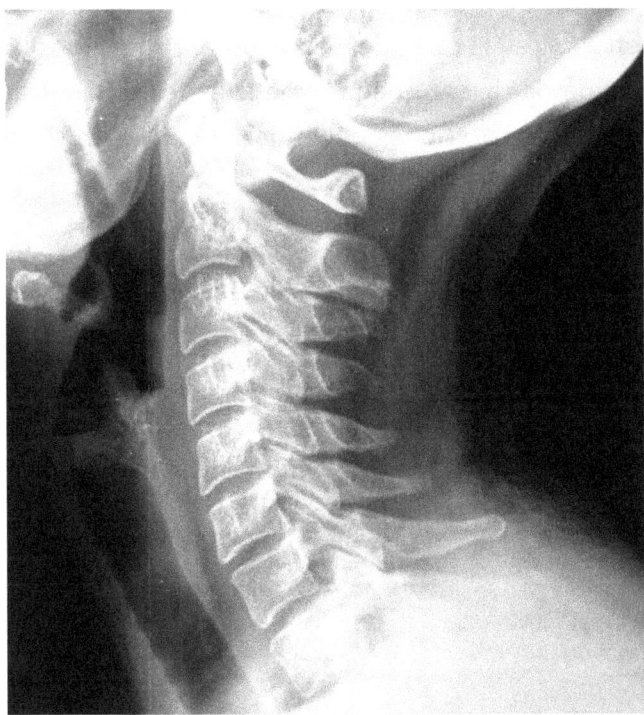

Signos leves de artrosis a nivel de C6 y C7

Vamos a tratar de clarificar este asunto, viendo qué dolores cervicales dependen de la artrosis y cuáles no. Para Robert Maigne, quizás el mayor experto a nivel mundial en dolores de origen vertebral, salvo gran artrosis, solo dependen de ella los que son consecuencia de procesos inflamatorios que afectan a las articulaciones posteriores; se trata de dolores que cursan en forma de crisis, en las cuales el examen de la movilidad indica que los movimientos cervicales son dolorosos en todas las direcciones; es evidente que los tratamientos osteopáticos son imposibles de realizar en este momento.

Por otra parte, los segmentos artrósicos pueden sufrir restricciones de movilidad con mayor frecuencia que los normales, de manera que podemos decir que la causa más frecuente de cervicalgia en los pacientes con artrosis son las disfunciones somáticas. Como regla práctica podemos añadir que, cuando sea una disfunción somática la causante de la cervicalgia, solamente suele ser dolorosa una rotación cervical, la otra suele estar libre, aunque posiblemente algo limitada, por la rigidez que impone la artrosis; mientras que los dolores en ambas rotaciones dependerán de la artrosis, por gran rigidez o inflamación.

Pero hay que ir con cuidado en estos pacientes, ya que la artrosis suele producir una rigidez del cuello, la cual dificulta en gran manera el tratamiento. En estos casos son más aconsejables las técnicas osteopáticas suaves, como las movilizaciones sin impulso que van progresivamente flexibilizando estos segmentos, o las técnicas de energía muscular articular, debiendo llevar en general mucho cuidado con las técnicas de thrust.

CERVICALGIA DE ORIGEN MUSCULAR

Los músculos del cuello generalmente están implicados en las cervicalgias y muchas veces son los responsables directos de las mismas. Puede tratarse de fascículos tensos y puntos gatillo, secundarios a disfunciones somáticas, por el síndrome celulo-teno-miálgico, o por la afectación del miotoma, y pueden ceder con el tratamiento de estas, aunque en muchas ocasiones es necesario un tratamiento local del músculo afectado.

Pero también puede tratarse de un síndrome de dolor miofascial primario (Travell J.; Simons D.), actualmente muy frecuente; en estos casos, el tratamiento de las disfunciones somáticas cervicales, si las hubiere, no suele ser efectivo, necesitando un tratamiento específico que desactive por lo menos el punto gatillo más importante.

Es muy frecuente encontrar un punto gatillo en el músculo trapecio superior junto a la séptima cervical, produciendo una cervicalgia en ese lado, que el paciente describe como subiendo por el cuello, a veces con dolor de cabeza añadido, en la frente o en la sien. Este punto miofascial es una causa muy frecuente de cervicalgia o dolor de cabeza y suele ser necesario su tratamiento específico aparte del vertebral osteopático, si no se quiere correr el riesgo de que este quede como insuficiente.

Otro músculo frecuentemente responsable de cervicalgia es el elevador de la escápula, con un punto gatillo muy próximo a su inserción en el ángulo supero interno del omóplato, dando un dolor homolateral, sobre todo en la región cervical inferior y dorsal alta que cursa como un tortícolis, impidiendo la rotación del cuello hacia ese lado; este músculo se suele afectar en el caso frecuente de mantener el hombro elevado al hablar mucho por teléfono o al sujetar este entre el hombro y la cabeza.

También son frecuentes los puntos gatillo en la musculatura cervical posterior, a nivel medio o alto del cuello, a la altura de la C4 o de C2, dando también una cervicalgia sobre todo posterior; así el punto gatillo situado profundamente en el multífido o en los rotadores, a nivel de C4 o C5, es el punto gatillo cervical posterior más frecuentemente encontrado; produce una cervicalgia que afecta sobre todo la zona de la nuca y menos intensamente el resto del raquis cervical, extendiéndose a veces hasta el hombro y el omóplato.

Como prueba de valoración, además de los datos de exploración como la palpación de la banda tensa, el estado de tensión y contractura muscular, etc., propios de los puntos gatillo, podemos utilizar el test de presión sobre el punto gatillo sospechoso, viendo si desencadena el dolor cervical y si este es reconocido por el paciente como su dolor. Este reconocimiento es un criterio importante para identificar el dolor miofascial, además del característico y definido patrón de dolor referido para cada punto gatillo.

Cervicalgia de origen muscular: test de valoración

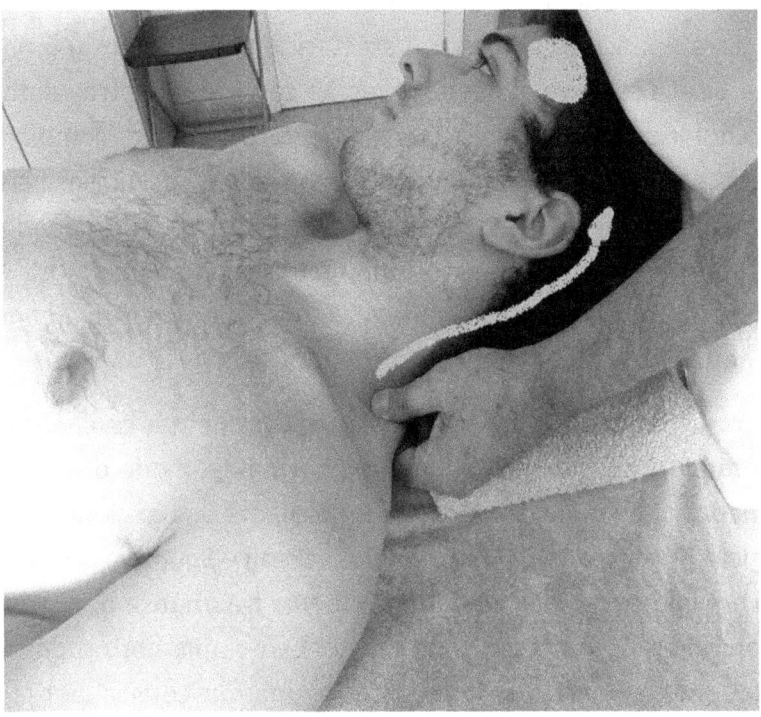

Test de presión sobre el punto gatillo

La presión sobre el músculo sospechoso de producir la cervicalgia, a nivel del punto gatillo responsable, desencadena el dolor cervical, el cual es reconocido por el paciente, confirmando el diagnóstico. En la imagen de arriba, el test de presión se está realizando sobre un punto gatillo del trapecio superior, que suele producir cervicalgia; se han dibujado sus zonas de dolor referido.

CERVICALGIA POSTRAUMÁTICA

Son muy frecuentes los traumatismos craneocervicales como consecuencia de accidentes de tráfico, caídas, etc.; no nos referimos aquí a traumatismos graves con afectación ósea (fractura) o neurológica, sino a casos mucho más leves. La cervicalgia y otros síntomas como dolor de cabeza, mareo, vértigo, etc., producidos como consecuencia de ellos, son habitualmente achacados a esguinces cervicales, aunque generalmente los ligamentos no han sido dañados; sí que hay siempre en estos casos una rectificación de la lordosis en la radiografía, por contractura muscular, que puede ser una contracción antiálgica.

Pero no hay que olvidar que en algunos accidentes con fuerte latigazo cervical, se puede producir una hernia aguda de disco, por lo que habrá que descartar estos casos mediante una exploración neurológica y los tests de compresión de Jackson y Spurling; serán sobre todo aquellos que hayan sufrido un fuerte traumatismo, o que presenten dolor y parestesias (hormigueos) en el miembro superior, lo cual puede significar el pinzamiento de una raíz cervical por la hernia discal.

Aunque generalmente, suele encontrarse una disfunción somática vertebral, además de las tensiones musculares en estos pacientes, no obstante el traumatismo puede provocar microlesiones ligamentosas, capsulares y musculares (Maigne R.), además de otras que podrían haber pasado desapercibidas. Por consiguiente, está contraindicado durante un cierto tiempo el tratamiento mediante manipulaciones cervicales, incluso con movilizaciones sin impulso. Se les suele poner un collarín cervical para inmovilizar el cuello junto con analgésicos, estando solamente indicadas como tratamiento manual las maniobras suaves de masaje.

La manipulación cervical no se aplicará hasta que haya pasado un mes como mínimo después del accidente (Maigne R.), efectuando previamente un examen de la movilidad cervical que valore así mismo la presencia de otros síntomas que, como mareo o vértigo, dificultan bastante estos tratamientos. Es importante respetar esta regla en las cervicalgias relacionadas con un traumatismo del cuello.

En los síndromes secundarios a traumatismos craneales, está indicado el tratamiento osteopático, pero también después de un periodo como mínimo de cuatro semanas, y comprobando con movilizaciones previas, que no se produzca mareo, vértigo, etc. Pues como consecuencia de estos traumas se producen una serie de síntomas como cefalea, mareo, cervicalgia, o acúfenos, relacionados con esguinces cervicales altos, y sería peor agudizarlos por una manipulación prematura.

En los casos vistos más tardíamente, al cabo de meses o años, se puede tratar esta cervicalgia sin problema, mediante el tratamiento habitual de las disfunciones somáticas más significativas; pero es importante en estos casos realizar un examen de la movilidad cervical, y dibujar un esquema en estrella de Maigne. También es conveniente el tratamiento de las alteraciones propias del síndrome célulo-teno-miálgico, presentes en el dermatoma, miotoma y esclerotoma; ya que pueden quedar molestias o dolores residuales, relacionadas sobre todo con celulalgias, o con fascículos musculares tensos del miotoma, los cuales pueden manifestarse durante mucho tiempo, a pesar de haberse realizado el tratamiento correcto de las disfunciones somáticas vertebrales.

CERVICALGIAS AGUDAS

Las cervicalgias agudas, a veces, cursan como un tortícolis, afección muy aguda y dolorosa, en la que el cuello está bloqueado en inclinación lateral y rotación. A pesar del dolor y la tensión cervical acompañante, suelen ser leves en cuanto a la causa, pues generalmente están producidas por una disfunción somática o son de origen muscular y suelen durar solo unos días. Pero a veces pueden ser más importantes y duraderas, siendo secundarias a una hernia discal aguda o a una inflamación de la artrosis cervical; hay también causas graves, que, aunque raras, deben ser conocidas.

En los casos más agudos, al realizar el esquema en estrella, vemos que las rotaciones y casi todos los movimientos son dolorosos, siendo muy difícil el tratamiento, ya que las manipulaciones e incluso las movilizaciones no son posibles por el dolor. Lo mejor es que lleve un collarín cervical y tome analgésicos; se efectuará el tratamiento al cabo de unos días, cuando haya algunos movimientos sin dolor.

En los casos menos agudos, el bloqueo doloroso del cuello no afecta más que a un lado, siendo posible la rotación sin dolor en el sentido contrario. En estos casos el tratamiento manual es posible, pero siempre examinando previamente la movilidad cervical y realizando un esquema en estrella, donde se señalan los movimientos dolorosos; las movilizaciones o la manipulación, se efectuarán siempre con suavidad y en una dirección no dolorosa.

Cuando estas cervicalgias son debidas a una disfunción somática, los movimientos están habitualmente libres de un lado, dolorosos y bloqueados del otro. La exploración clínica es fundamental, pues la presión-palpación de las articulaciones posteriores localiza el nivel cervical responsable, ya que es muy dolorosa.

Cuando el examen del paciente no encuentra una disfunción somática vertebral y solo la musculatura parece afectada, particularmente el angular del omóplato, el trapecio o el esternocleidomastoideo, que están muy dolorosos a la palpación, nos encontramos ante una cervicalgia aguda de origen muscular. Lo más frecuente es que se trate de puntos gatillo, siendo muy habitual el del angular del omóplato como causa de tortícolis, y el del trapecio superior. También es posible que la causa de la afectación muscular sea una infección vírica, naturalmente acompañada de malestar general, fiebre y otros síntomas.

En ocasiones las dos causas, disfunción somática vertebral y muscular, coexisten; se puede tratar primero el factor muscular, el punto gatillo más importante, después se tratará el segmento cervical en disfunción.

Cuando la cervicalgia aguda ocurre después de un traumatismo cráneo-cervical, es necesario asegurarse bien de que se trata de una simple disfunción somática, y no de alguna lesión más grave, de aquí la necesidad de hacer radiografías; en estos casos se inmovilizará el cuello con un collarín y el tratamiento osteopático se pospondrá hasta que haya pasado como mínimo un mes después del traumatismo (Maigne R.).

Hay otras cervicalgias agudas más importantes, como en los pacientes con artrosis cervical que sufren un proceso inflamatorio de dicha artrosis, lo cual provoca que el cuello esté muy doloroso y limitado en todos los movimientos, doliendo incluso en reposo, lo cual es un signo inflamatorio. La exploración segmentaria por palpación va a encontrar un dolor y tumefacción en las articulaciones posteriores afectadas; el tratamiento es lógicamente con antiinflamatorios, no estando indicada la manipulación cervical, ni las movilizaciones por tratarse de un proceso inflamatorio verdadero, no mecánico.

También una cervicalgia aguda puede ser producida por una hernia discal, y tener lugar después de un traumatismo como un accidente de automóvil, un choque con la cabeza en flexión, o un esfuerzo considerable, pero muchas veces no hay antecedente traumático. Suele tratarse de personas jóvenes y se manifiesta como una cervicalgia aguda con gran rigidez del cuello, pues suele haber una contractura antiálgica que fija el raquis cervical, generalmente en flexión e inclinación hacia un lado, acompañándose frecuentemente de un dolor a nivel del omóplato. La tos y el estornudo pueden aumentar el dolor, lo mismo que la maniobra de Valsalva y la defecación, por aumentar la presión en la hernia discal. Posteriormente, el dolor puede afectar al hombro y al brazo, produciéndose una neuralgia cervicobraquial; el diagnóstico queda confirmado mediante resonancia.

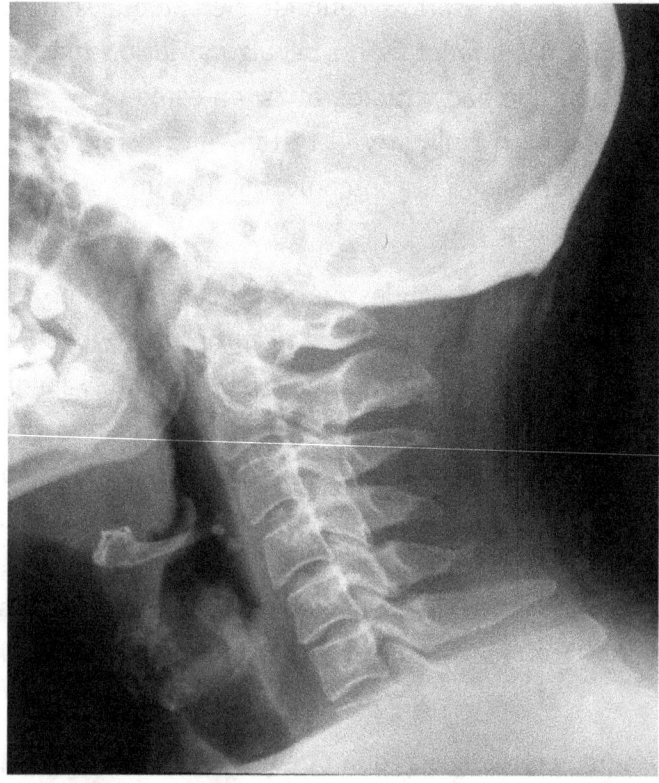

Radiografía en cervicalgia aguda postraumática: rectificación

CERVICALGIAS AGUDAS GRAVES

Hay cervicalgias agudas bastante graves, como la producida por un tumor del raquis cervical benigno o maligno; las características del dolor tumoral, es decir, durante todo el día, que no calma con el reposo ni con los analgésicos habituales, pueden orientarnos en este caso, y habría que considerar también si esa persona padece o ha padecido algún cáncer.

Una cervicalgia después de un traumatismo, aunque sea leve, exige radiografías, para no correr el riesgo de pasar por alto una lesión como una fractura; esto puede ocurrir en personas mayores con fractura o fisura de odontoides por un golpe en el cráneo aunque no sea muy fuerte, que puede cursar como una cervicalgia corriente.

Las infecciones vertebrales, pueden cursar como una cervicalgia con fiebre, siendo esta muy importante como dato diagnóstico.

La cervicalgia aguda en un sujeto que padece artritis reumatoide puede ser un signo de alarma de luxación o subluxación de la apófisis odontoides del axis sobre el atlas, por afectación del ligamento transverso que la sujeta (Ballina García J.F. et al.). Esto puede ocurrir como consecuencia del proceso inflamatorio de esta enfermedad, por afectar a la articulación sinovial que hay entre la apófisis odontoides y el atlas, o entre esta y el ligamento transverso del atlas. Cuando un paciente de artritis reumatoide sufre una cervicalgia de tipo inflamatorio, es necesario que se haga radiografías que descarten este proceso, que es muy grave, ya que puede haber compresión medular; en un caso así, no se debe ni mover la cabeza.

Es necesario advertir también de la frecuente presencia de inestabilidad cervical en los afectados de síndrome de Down; suele ser una inestabilidad, es decir, un exceso de movimiento, entre el atlas y el axis, debido a laxitud del ligamento transverso del atlas, como puede ocurrir también en otras articulaciones. El peligro en estos casos es que suelen estar asintomáticos estos pacientes, y si tienen síntomas, suele ser dolor y rigidez cervical, lo que no hay que confundir con una cervicalgia común. De aquí la importancia de conocer esta posible alteración y, ante la sospecha, pedir radiografía, ya que se diagnostica en una radiografía cervical lateral, donde la distancia entre la apófisis odontoides y el arco anterior del atlas es mayor de lo normal (ver la distancia normal en radiografía de la página 173); en estos casos hay que inmovilizar el cuello y no hacer ninguna movilización (Del Toro M.; Roig M.).

Habría que considerar también aquí las cervicalgias agudas relacionadas con la disección espontánea de la arteria vertebral, que, aunque es un proceso muy raro, debe ser conocido por los osteópatas por su posible implicación. Se trata de personas más o menos jóvenes que presentan cervicalgia, dolor de cabeza, vértigo o mareo, hormigueos en un lado de la cara, como posibles síntomas, los cuales suelen haber comenzado hace dos o tres días, quizás existiendo un antecedente traumático leve (deportivo, giro brusco del cuello, etc.); después desarrollan los síntomas propios de un ictus, con toda su gravedad. La causa de esta enfermedad es un desgarro en la pared de la arteria vertebral, con lo cual entra sangre dentro de ella, formándose un hematoma que estrecha su luz, lo que produce el ictus, por disminución del riego sanguíneo en el cerebro. El riesgo que puede existir en estos casos, es que estas personas, por tener cervicalgia, acudan a un profesional y les realice una manipulación cervical, a la que podría achacarse erróneamente esta patología, si se encuentra ya establecida. Así, debemos tener en cuenta los síntomas que permiten sospechar esta enfermedad: cervicalgia, cefalea, mareo o vértigo y náuseas, todo de reciente aparición (uno, dos, o tres días), en personas menores de 50 años. Este dolor cervical suele ser súbito, agudo, intenso, constante y diferente del experimentado anteriormente (Chaibi A. ; Russell M.B.).

SIGNOS DE ALARMA (RED FLAGS) EN LAS CERVICALGIAS

El dolor cervical corriente o cervicalgia inespecífica, dicho de modo más técnico, es el tipo de dolor que suelen tener las personas que solicitan los servicios de osteopatía; esto se valora solo por razones clínicas, mediante las preguntas y exploración que se realiza al paciente, pero siempre que no haya signos de alarma (red flags) que sugieran que se trata de algo mucho más serio. Es por tanto necesario que nos familiaricemos con estos signos, que en caso de encontrarse indican que es necesario asegurarse y/o realizar estudios adicionales, de manera que se descarten patologías importantes.

Estos signos de alarma (red flags) son datos personales (antecedentes), síntomas o signos, que nos advierten de la posible existencia de una enfermedad importante como causa de la cervicalgia. Se pueden clasificar según la patología que sugieran, en signos de alarma de compresión medular, de cáncer, de fractura vertebral, etc., como vamos a ver a continuación:

Red flags de compresión medular (mielopatía): hormigueos o pinchazos (parestesias) en manos y/o pies, alteración de la marcha, debilidad o torpeza en las manos, pérdida de control de la vejiga (incontinencia o retención urinaria), signos de neurona motora superior en las extremidades inferiores, como la presencia del reflejo plantar de Babinsky.

Red flags de cáncer, enfermedad infecciosa o inflamatoria: fiebre, malestar general, pérdida inexplicable de peso, dolor siempre en aumento que no remite con los analgésicos habituales, dolor nocturno que dificulta el sueño, antecedentes de artritis inflamatoria, cáncer, consumo de drogas, VIH (virus de la inmunodeficiencia humana) o de inmunosupresión.

Red flags de fractura vertebral: antecedente de un trauma importante (accidente de tráfico, caída desde una altura); sin embargo, un trauma menor puede producir fractura vertebral en personas con osteoporosis.

Red flags de la arteria vertebral (estenosis o disección): la estenosis produce mareo, vértigo o pérdida breve del conocimiento relacionado con movimientos del cuello, sobre todo rotación cervical combinada con extensión y drop attacks (ataques con caída sin pérdida de conciencia). Las red flags más frecuentes para la disección de la arteria vertebral son dolor de cabeza y/o cervicalgia (súbita, intensa y persistente), mareo o vértigo y parestesia facial unilateral, todo de reciente instauración (uno, dos o tres días), en caso de disección de la arteria vertebral, la cual es más frecuente en personas menores de 50 años (Saeed Abdullah Bin et al.).

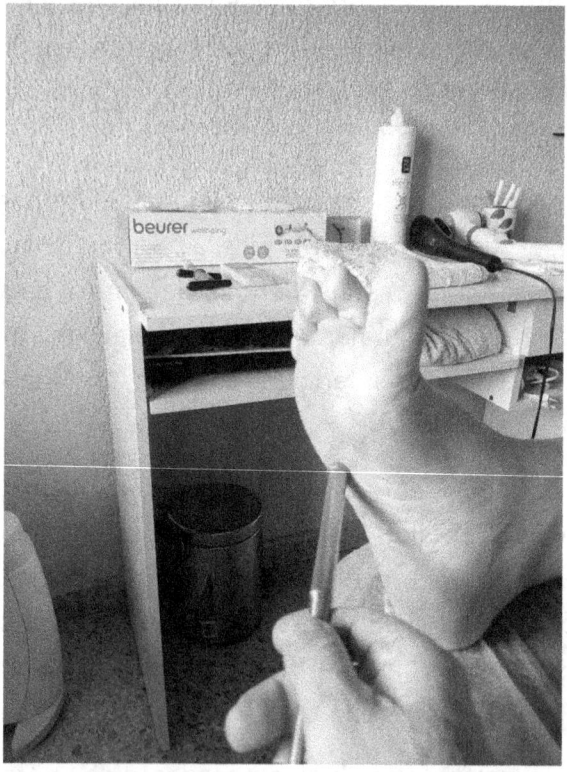

Reflejo plantar de Babinsky: red flag de compresión medular

ARTROSIS O ESPONDILOSIS CERVICAL

La artrosis es el trastorno más frecuente de la columna cervical; comienza en los discos intervertebrales, los cuales sufren un proceso de deshidratación, desgaste y degeneración, que hace que se estrechen, disminuyendo su altura y poder de amortiguación. Teniendo lugar como consecuencia de esto un crecimiento del hueso en el cuerpo vertebral, que da lugar a unos espolones óseos que se ven en las radiografías llamados osteofitos; realmente son un rodete que afecta al borde del cuerpo vertebral, en su parte anterior o posterior. Este proceso artrósico puede afectar también a las articulaciones posteriores y a las uncovertebrales, desgastando sus cartílagos articulares y formando osteofitos. Como consecuencia de este proceso degenerativo discal y vertebral, se suele producir una protrusión del disco en el canal vertebral, la cual, junto con los osteofitos procedentes del cuerpo vertebral, de las uncovertebrales y de las articulaciones posteriores, puede dar lugar a la compresión o irritación de una raíz nerviosa, o de la médula espinal, produciendo una neuralgia cervicobraquial o mielopatía.

En cuanto a la semiología clínica, el paciente generalmente mayor de cuarenta años se suele quejar de dolor o molestias y rigidez en el cuello; estos síntomas se instauran de manera gradual, con agudizaciones y largos periodos de mejoría. Los movimientos del raquis cervical se hallan limitados y algunos son dolorosos.

Generalmente, se achaca a la artrosis que se ha visto en las pruebas de imagen todos los dolores cervicales, cuando la causa más común son las disfunciones somáticas vertebrales o los desarreglos dolorosos intervertebrales menores (Maigne R.) y las tensiones musculares asociadas.

De manera que, según Robert Maigne, uno de los mayores expertos en dolor de origen vertebral, salvo casos de gran artrosis que puede comprimir o irritar alguna estructura sensible como una raíz nerviosa, la duramadre o la médula espinal, solo dependen de esta aquellos dolores debidos a un acceso inflamatorio. Estas agudizaciones de naturaleza inflamatoria ocurren de cuando en cuando; entonces hay dolor y además todos los movimientos del cuello están limitados y dolorosos, por lo que es muy complicado el tratamiento osteopático. Frecuentemente, los dolores de los pacientes con artrosis cervical tienen su causa en una disfunción somática vertebral o muscular; generalmente esta en forma de un síndrome de dolor miofascial con presencia de puntos gatillo.

En algunas ocasiones aparecen parestesias y entumecimiento en un brazo o en la mano, debiendo ser excluida una compresión neurológica, generalmente debida a un osteofito posterior o uncovertebral que irrita o comprime una raíz nerviosa. Tenemos que realizar entonces una exploración neurológica y los test que exploran el agujero de conjunción, como el de Jakson, Spurling o el test del cierre máximo. Están indicadas también radiografías que incluyan placas oblicuas, donde se puede ver la invasión del agujero de conjunción por el osteofito; la resonancia también visualiza este proceso.

En caso de presentarse parestesias y sensación de entumecimiento en ambas manos y/o pies, torpeza en las manos con dificultad para sostener objetos o para escribir, alteración de la marcha (marcha inestable) o dificultad en el equilibrio, hay que pensar en la posibilidad de una mielopatía cervical espondilósica por compresión medular, ya que estos suelen ser los síntomas con los que se inicia este proceso (McCartney S. et al.), que suele ser insidioso y progresivo durante semanas o meses. Es importante preguntar por la función urinaria e intestinal, ya que los trastornos de estas como la incontinencia urinaria, pueden indicar una compresión grave de la médula espinal. En este caso, como se trata de un red flag, se debe derivar al paciente para valoración médica lo antes posible, ya que puede necesitar cirugía urgente.

Las radiografías muestran el estrechamiento de uno o varios espacios intervertebrales, llamados "pinzamientos discales", así como los espolones óseos u osteofitos junto al disco desgastado. En las proyecciones laterales y mejor en las oblicuas, se ve si alguno de estos osteofitos afecta al agujero de conjunción; esto también se puede observar con resonancia magnética.

Lo que tenemos que tener muy en cuenta es que la presencia de osteofitos y pinzamiento discal es muy frecuente en las personas mayores de cuarenta años, si bien la mayoría están asintomáticas, por lo que no debe achacarse todo dolor cervicoescapular que tengan a la artrosis, y con más motivo cuando estos signos radiológicos sean discretos.

En muchos casos es posible mejorar mucho el dolor, con diversas medidas como ejercicios de rehabilitación, masaje y técnicas osteopáticas para el tratamiento de las disfunciones somáticas presentes, aunque preferentemente suaves, como corresponde a un raquis rígido por artrosis.

Artrosis cervical: prueba de valoración

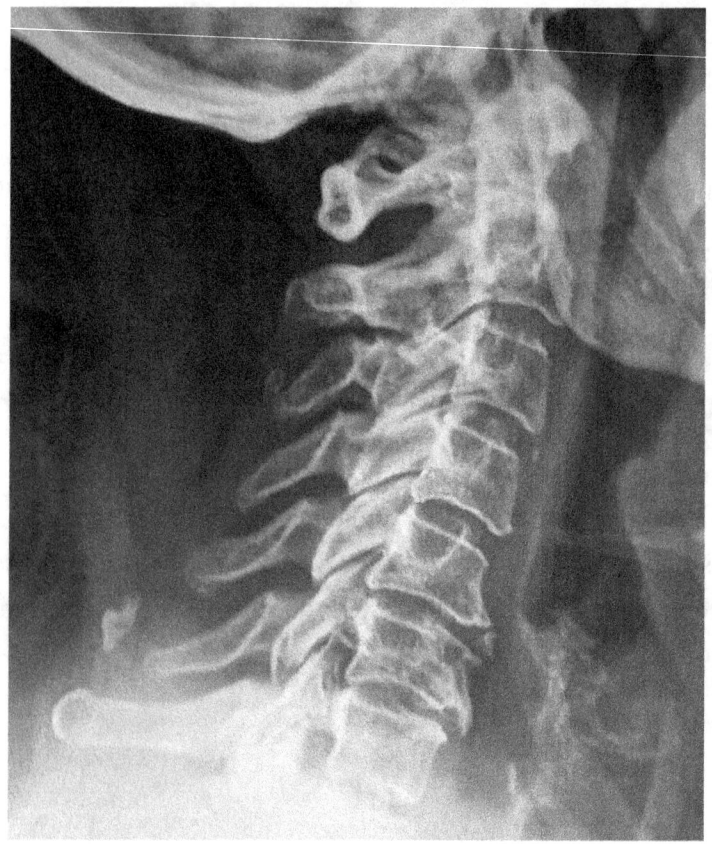

Radiografía cervical

Los signos de artrosis, tanto discales como vertebrales, se ven bien en las radiografías. En la radiografía lateral cervical de arriba, se observan signos de artrosis a nivel de C5-C6 y C6-C7. Destacan prominentes osteofitos en la parte anterior del cuerpo de la quinta y sexta vértebras cervicales, así como una disminución del espacio discal en estos mismos niveles.

NEURALGIA CERVICOBRAQUIAL

La neuralgia cervicobraquial o "pinzamiento de un nervio cervical" es un dolor del miembro superior irradiado desde el cuello, debido a la irritación o compresión de una raíz nerviosa en el raquis cervical. Se suele acompañar de hormigueos y sensación de adormecimiento o acorchamiento, sobre todo en los dedos. Esta compresión es habitualmente debida a un osteofito por artrosis cervical, con menor frecuencia a una hernia discal.

Pero otras veces no se encuentra ninguno de estos dos motivos; puede tratarse entonces de una disfunción somática cervical, un proceso inflamatorio de artrosis articular posterior o bien de un punto gatillo actualmente muy frecuentes; no se trata en estos casos de una verdadera neuralgia, sino de un dolor referido en el miembro superior.

En raras ocasiones la neuralgia cervicobraquial es consecuencia de un proceso grave (tumoral, infeccioso, etc.) que es necesario conocer y saber detectar ya por la anamnesis.

Con respecto a la semiología clínica de este proceso, vemos que en general el comienzo es progresivo, manifestándose primero por una cervicalgia, o bien por un dolor dorsal alto, los cuales aparecen horas o días antes del dolor en el brazo; este sigue el recorrido del dermatoma de la raíz afectada hasta la mano, terminando en uno o varios dedos, donde se suele tener una sensación de hormigueos y entumecimiento.

Este dolor, que puede ser reemplazado por parestesias u hormigueos, es generalmente intenso, desagradable, neurálgico, empeorando con los movimientos del cuello, con la tos o estornudos; puede acompañarse de una contractura antiálgica, o bien de una rigidez cervical con limitación de los movimientos; en ocasiones, el dolor se presenta interrumpido o truncado.

Puede haber otros signos neurológicos además de las parestesias, como pérdida de la sensibilidad táctil en el dermatoma de la raíz afectada, así como pérdida de fuerza de los músculos que están en relación con dicha raíz, como veremos durante la exploración clínica del paciente. Existe frecuentemente un dolor dorsal alto asociado, que puede preceder a la crisis y es indicativo de una afectación del raquis cervical inferior.

En la exploración para valorar esta patología, se emplean los test de compresión, como el de Jackson, en el cual la presión mantenida sobre el vértex (vértice) o punto más alto del cráneo, estando el paciente sentado, puede producir o agravar el dolor en el brazo. En el test de Spurling, la presión sobre el vértex se realiza, después de efectuar una inclinación lateral de la cabeza hacia el lado del dolor, lo cual aumenta la efectividad de la prueba.

El test de compresión máxima del agujero de conjunción: el paciente hace una rotación y una inclinación del cuello hacia el lado doloroso; después le pedimos que mire hacia arriba, con lo cual añade una extensión cervical; esta prueba tiene la ventaja de que, al realizarla, el paciente se puede detener ante la presencia de dolor.

Estos test son positivos indicando la presencia de una lesión (hernia discal, osteofito, etc.) que comprime una raíz nerviosa a nivel cervical, si producen o agravan el dolor o la sintomatología radicular en el miembro superior; no en caso de dolor solamente en el cuello, lo cual podría ser por una disfunción somática, o bien por una simple tensión muscular.

El test de Valsalva puede ser también positivo si desencadena la neuralgia, por el aumento de la presión intraespinal que a nivel cervical produce, lo cual nos indica también la presencia de un proceso compresivo radicular.

La exploración neurológica confirmará una neuralgia verdadera, identificando la raíz nerviosa que está afectada en el raquis cervical.

Se observa primeramente el territorio de irradiación del dolor en el miembro superior. Raíz C5, el trayecto del dolor en el dermatoma sigue la cara anterior y/o externa del hombro y brazo hasta el codo. Raíz C6, cara anterior y externa del hombro, cara anterior y externa del brazo y antebrazo hasta el dedo pulgar de la mano. Raíz C7, charnela cervicodorsal, cara posterior del hombro, cara posterior del brazo, del antebrazo y de la mano hasta el dedo índice y medio, o solo hasta el dedo medio. Raíz C8, cara interna del brazo, del antebrazo y de la mano hasta el cuarto y quinto dedos.

Luego se estudia la sensibilidad táctil en los territorios que hemos visto para la proyección del dolor (dermatomas), buscando una disminución o hipoestesia, existiendo como territorios más sensibles para esta exploración, para C5 en la cara externa del hombro, para C6 en la eminencia tenar y dedo pulgar, para C7 en los dedos índice y medio cara palmar, para C8 eminencia hipotenar y cuarto y quinto dedos.

Posteriormente, se investiga la fuerza muscular mediante movimientos resistidos, explorando cada vez un único músculo y comparando siempre la fuerza con el lado sano. Comprobar si la fuerza es normal es crucial para determinar si una raíz nerviosa está afectada, al estarlo su miotoma. Hay una serie de músculos centinelas de las distintas raíces nerviosas que son los que se estudian con estos test musculares de fuerza. Para la raíz C5 es el deltoides y el infraespinoso (abducción y rotación externa del hombro). Para la C6, el bíceps braquial y los radiales (flexión del codo y extensión de la muñeca). Para la C7, el tríceps y el palmar mayor (extensión del codo y flexión de la muñeca). Para la C8, los flexores de los dedos de la mano y los interóseos.

Con la exploración de los reflejos osteotendinosos se completa el examen neurológico; buscaremos un debilitamiento o ausencia de alguno de estos reflejos, el bicipital, que corresponde a la raíz C5 y C6, el tricipital a C7 y C8, pero hay que tener en cuenta que para dar un reflejo por alterado hay que explorarlo varias veces y con la persona relajada; suele ser más fácil la exploración de la sensibilidad y de la fuerza muscular.

En el examen de la movilidad del raquis cervical, se estudian los movimientos pasivos, buscando dolor con alguno de ellos; haciendo un esquema en estrella de Maigne, donde se señalan los movimientos dolorosos o que produzcan el dolor en el brazo.

En el examen segmentario es muy importante la palpación de las apófisis articulares posteriores, la cual a nivel del segmento afectado es muy dolorosa, indicando con precisión dónde se localiza la afectación vertebral.

La neuralgia cervicobraquial puede ser debida a artrosis cervical; suele darse en personas mayores de cincuenta años. La artrosis afectando las vértebras, sobre todo a las apófisis unciformes o uncartrosis, se ve en las radiografías, con un osteofito presente en el agujero de conjunción. La uncartrosis se ve en la radiografía de frente como un pinzamiento uncovertebral e hipertrofia de los uncus, pero donde mejor se observa es en la radiografía oblicua y a veces en la lateral, donde el agujero de conjunción, normalmente ovoide, se ve deformado por la presencia de un osteofito que lo invade. Es la inflamación de este osteofito lo que se considera la causa de la neuralgia (Maigne R.), pues el dolor suele desaparecer en unas semanas, mientras que los osteofitos lógicamente permanecen; esta es la causa más frecuente.

En personas más jóvenes suele estar producida por una hernia discal, relacionada posiblemente con un traumatismo o esfuerzo importante, existiendo entonces una rigidez considerable del cuello con disminución importante de la movilidad, así como una actitud antiálgica; hay que llevar mucho cuidado con el tratamiento manual de estos pacientes; el diagnóstico se realizará mediante resonancia.

Hay casos en que el dolor ocurre en sujetos sin artrosis cervical y en los que la resonancia demuestra la ausencia de hernia; los síntomas son más leves y la palpación de las articulaciones posteriores muestra dolor y un pequeño bulto a nivel de un segmento; se puede tratar en este caso, según Maigne, de un dolor proyectado en el brazo a partir de una disfunción dolorosa intervertebral menor (DDIM), equivalente a una disfunción somática, no tratándose, por lo tanto, de una verdadera neuralgia.

Algunos puntos gatillo, sobre todo de los músculos de la cintura escapular, pueden producir en el miembro superior un dolor referido que imita esta neuralgia; complica aún más el diagnóstico el hecho de que estos puntos gatillo pueden dar también en la mano como sensaciones parestésicas (hormigueos). Los músculos que pueden manifestar este dolor referido son los escalenos a nivel cervical y el infraespinoso, supraespinoso, serrato posterosuperior e iliocostal a nivel dorsal. Cuando se trata de una disfunción somática vertebral o miofascial (puntos gatillo), la exploración neurológica será normal, no encontrándose los signos de afectación radicular que hemos visto anteriormente.

Hay que saber diferenciar esta neuralgia de la compresión del nervio mediano en el túnel carpiano, del cubital en el canal epitrocleo-olecraneano o en el canal de Guyon, así como de la compresión del plexo braquial por una costilla cervical o megatransversa; todos estos son síndromes tronculares o compresión de nervios, no radiculares como en este caso.

Hay causas más graves que es necesario conocer, como tumores del raquis; el neurinoma es el más frecuente, provoca una neuralgia cervicobraquial rebelde a los tratamientos y duradera; la resonancia permitirá el diagnóstico. Las metástasis vertebrales pueden provocar neuralgias muy intensas, con un dolor de carácter no mecánico, que no calma con el descanso ni con los analgésicos habituales; puede comenzar afectando a una raíz y posteriormente afectar a varias. Una neuralgia bastante intensa tipo C7, C8 o T1 puede ser la primera manifestación de un tumor del ápex pulmonar o síndrome de Pancoast; por su extensión cervical y compresión radicular, la radiografía de tórax establece el diagnóstico al mostrar una opacidad a nivel del pulmón.

En cuanto al tratamiento, se suelen emplear inyecciones de corticoides, aunque en los casos leves con analgésicos y antiinflamatorios, asociados al descanso del cuello, puede ser suficiente. Las manipulaciones o movilizaciones generalmente no se pueden realizar en la fase aguda, pues no es posible cumplir la regla del no dolor por la inflamación existente, más aún cuando existe una actitud antiálgica, lo cual puede ser signo de hernia discal aguda. Posteriormente, en caso de intentar el tratamiento osteopático, si vemos que las movilizaciones o la puesta en tensión producen o aumentan el dolor en el brazo, interrumpirlas inmediatamente, pues están aumentando la compresión del nervio.

El tratamiento deberá ser lo más suave posible y, por supuesto, teniendo en cuenta la causa de la neuralgia, que en el caso más frecuente se trata de artrosis vertebral inflamada, y en el caso de hernia discal, la manipulación es un asunto mucho más delicado que en las ciáticas. Algunos osteópatas utilizan solamente la tracción vertebral intermitente como tratamiento en caso de osteofito o de hernia discal. Verdaderamente, no es una alteración fácil de tratar con técnicas de manipulación vertebral la neuralgia cervicobraquial y, en algunos casos, no es posible, por lo agudo del dolor y la inflamación existente.

Neuralgia cervicobraquial: test de valoración

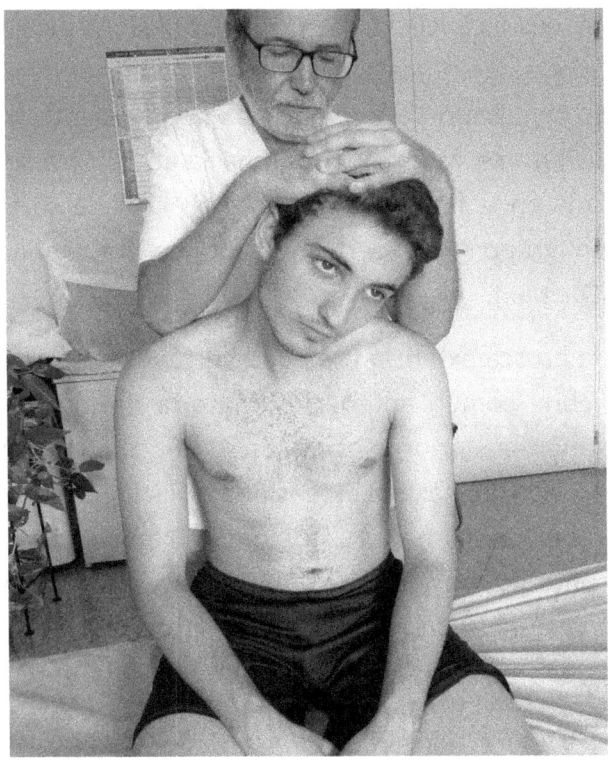

Test de compresión en flexión lateral (test de Spurling)

Estando el paciente sentado, el osteópata situado detrás aplica una presión mantenida sobre el vértex o punto más alto del cráneo, habiendo colocado previamente el cuello en flexión lateral hacia el lado afectado. Se considera positivo el test si se produce o aumenta la sintomatología radicular en el miembro superior (dolor o parestesias), lo cual indica pinzamiento de un nervio cervical, siendo la causa más frecuente la artrosis por un osteofito, o una hernia discal.

SÍNDROME DE LATIGAZO CERVICAL (WHIPLASH)

El término latigazo cervical se aplica al trastorno que se produce cuando el cuello se ve impulsado bruscamente en un rápido movimiento de extensión hacia atrás y posterior flexión hacia delante; en general, se produce en una colisión en coche por detrás, en la cual el cuerpo es impulsado de forma rápida hacia delante, y en consecuencia la cabeza se va en extensión hacia atrás. Este síndrome ha tomado forma en la literatura científica a partir de su estudio por parte de un grupo de expertos (Grupo de trabajo de Quebec) (Spitzer W.O. et al.).

Durante la brusca extensión se puede distender o lesionar el ligamento vertebral común anterior; durante la flexión, el ligamento vertebral común posterior y los discos. El principal momento lesivo suele ser el punto de máxima extensión cervical; por eso el segmento que más suele afectarse es C4-C5 o C5-C6 a nivel cervical medio, que es el punto de máxima inflexión durante este movimiento; no obstante, en algunas ocasiones se afecta sobre todo el raquis cervical alto.

No existe acuerdo sobre la naturaleza exacta de las lesiones que pueden ocurrir en estos casos; normalmente se diagnostican de esguince cervical, aunque no haya datos que indiquen lesión de ligamentos. Es posible que el ligamento vertebral común anterior o el posterior sufran esguince o rotura de algunas fibras; también puede lesionarse el disco con rotura del mismo en los casos más intensos. No obstante, aunque sean descartadas lesiones óseas y discales importantes mediante resonancia, hay que tener en cuenta que pueden haberse producido lesiones de tejidos blandos (ligamentos, cápsulas, anillo discal, músculos, etc.), las cuales pueden no observarse en las pruebas de imagen y en muchos casos podría tratarse de microlesiones. En consecuencia, hay que tratar a estos pacientes con mucho cuidado y no aplicar manipulación, ni movilizaciones cervicales hasta que haya pasado como mínimo un mes después del accidente (Maigne R.).

Los pacientes pueden presentar inmediatamente después del accidente dolor y rigidez en el cuello, debido a una contractura de defensa por el trauma; aunque el dolor cervical frecuentemente aparece unas horas más tarde. También pueden sufrir otros síntomas que suelen aparecer con cierto retraso, de horas o incluso días, y que algunos achacan a una afectación de la arteria vertebral, tales como mareo, vértigo, dolor de cabeza, zumbidos de oídos (acúfenos), pérdida auditiva, alteraciones visuales como enturbiamiento de la visión, pérdida de memoria, dolor en región temporo-mandibular, etc. (Tanaka Nobuhiro, et al.).

En caso de existir dolor o parestesias en la extremidad superior, hay que descartar la presencia de una hernia de disco mediante los test de compresión, una cuidadosa exploración neurológica y, si es preciso, una resonancia.

Siempre existe una limitación de la movilidad cervical por el dolor; la radiografía suele mostrar una rectificación de la lordosis o una inversión de esta, por la contractura muscular que se produce.

Los analgésicos, antiinflamatorios y la fisioterapia alivian el dolor, pero es necesario advertir a estos pacientes que estas molestias a veces tardan en desaparecer. Así muchos se recuperan por completo en el plazo de dos meses, pero en algunos casos el pronóstico a largo plazo es incierto, y los hay que continúan teniendo dolor y rigidez cervical o algún otro síntoma, pasados diez años del accidente.

El latigazo cervical según su gravedad, se clasifica en varios grados que es necesario conocer por los informes, es la clasificación de Quebec muy utilizada, en la valoración de estos pacientes:

Grado 0. Asintomático, sin hallazgos exploratorios.

Grado I. Dolor o rigidez cervical, sin hallazgos exploratorios.

Grado II. Dolor cervical y otras molestias, con signos físicos en la exploración: reducción de la movilidad cervical, puntos dolorosos a la palpación.

Grado III. Dolor y molestias cervicales, con presencia de signos neurológicos: disminución de reflejos, paresias, déficit sensoriales, indicando lesión neurológica.

Grado IV. Dolor y molestias cervicales, con presencia de fractura y/o luxación vertebral.

Normalmente, los pacientes que nos vamos a encontrar en los centros de osteopatía no presentan fractura ni lesión neurológica, son grados I y II. No obstante, en caso de iniciar un tratamiento osteopático precoz, durante las primeras semanas, es obligatorio que sea con técnicas suaves, siempre sin producir dolor, evitando en todo momento las manipulaciones de impulso (thrust), así como las movilizaciones del raquis cervical.

Latigazo cervical (whiplash): valoración

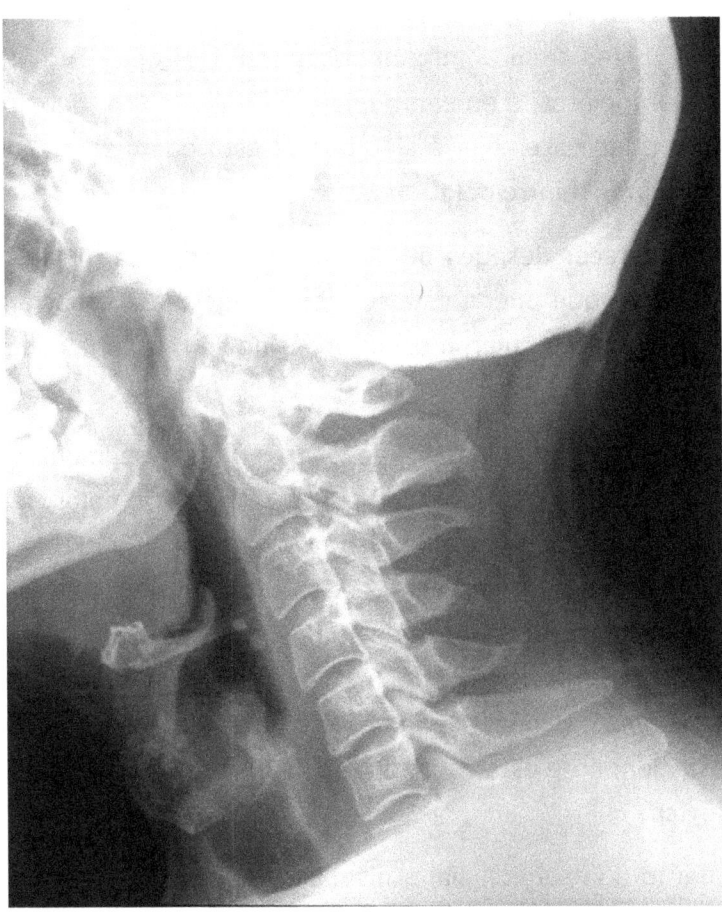

Semiología y radiografía del raquis cervical

La semiología después del accidente suele manifestarse mediante dolor y rigidez en el cuello, por una contractura muscular. La radiografía lateral cervical suele mostrar normalmente una rectificación de la lordosis, como en la imagen de arriba por dicha contractura, y una ausencia de lesiones (fractura, luxación, etc.). Hay que tener también en cuenta los síntomas que suelen presentarse con cierto retraso (horas o días), como mareo, dolor de cabeza, zumbidos de oídos, etc.

DORSALGIA DE ORIGEN CERVICAL

Muchos dolores de la región dorsal media y alta tienen un origen cervical; estas dorsalgias presentan unas características propias y tienen un origen cervical inferior (Maigne R.). El dolor es percibido entre los omóplatos, o en el omóplato de un lado, por debajo de la espina; se puede asemejar a algo que te está quemando y algunos lo sienten como dentro del tórax.

Puede aparecer después de un traumatismo, una mala postura repetida, y aunque puede estar también asociada a situaciones de estrés y tensión muscular, muchas veces no se relaciona con ninguna circunstancia.

La causa se encuentra en uno de los tres últimos segmentos cervicales, C5-C6, C6-C7 o C7-T1; suele ser una disfunción dolorosa intervertebral menor (DDIM) o una disfunción somática vertebral; pero también puede ser una hernia de disco o un osteofito, y ser la primera manifestación de una neuralgia cervicobraquial, que aparece después algunos días más tarde. De hecho, es frecuente que hernias discales cervicales comiencen con este dolor dorsal como primera manifestación; ante esta sospecha hay que realizar una exploración neurológica.

En cuanto a la semiología, a nivel cervical nos encontramos con un DDIM o disfunción somática, afectando a C5-C6, C6-C7 o C7-T1, que puede provocar también dolor cervical; se identifican por el dolor articular posterior y el bultito a la palpación.

A nivel dorsal encontramos un punto doloroso a la presión en un lado, junto a D5 o D6, a un través de dedo de la línea media, que corresponde a la salida a la superficie de la rama cutánea perteneciente a la rama posterior del segundo nervio raquídeo dorsal. Desde este punto, si realizamos la maniobra del pinzado rodado de la piel en dirección del omóplato, localizamos una zona de celulalgia con la piel engrosada y dolorosa, que ocupa todo o parte del territorio cutáneo de este segundo nervio dorsal o dermatoma D2; esta es la zona donde se siente el dolor.

Esta exploración de la piel en la zona del dolor es un test de mucho valor para el diagnóstico de esta dorsalgia. La manipulación o el tratamiento osteopático efectuado sobre la disfunción somática cervical hará desaparecer la zona de celulalgia, así como el dolor, lo cual sirve para confirmar el diagnóstico.

La implicación en esta dorsalgia de la rama posterior de D2 se ha demostrado infiltrando con un anestésico a su salida del raquis entre D2 y D3, lo que hace desaparecer el punto doloroso junto a D5-D6 y la celulalgia adyacente.

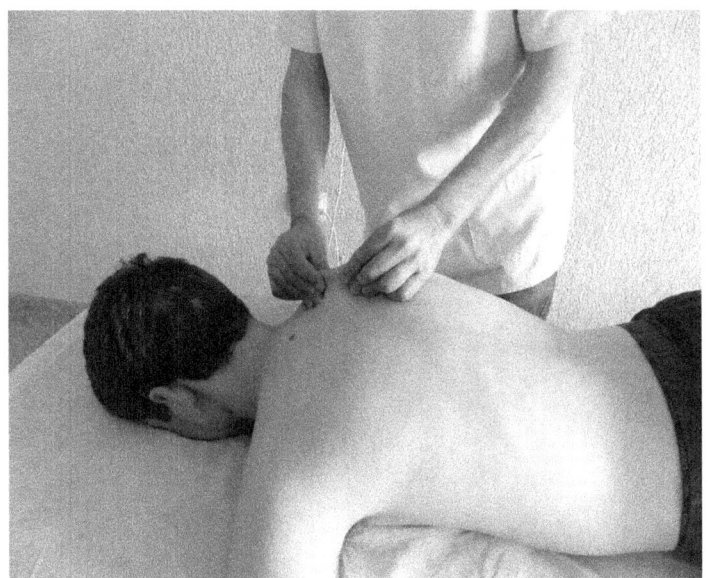

Test del pinzado rodado de la piel en la zona del dolor

La relación entre este segundo nervio dorsal y el raquis cervical inferior no está demostrada, pero parece existir una explicación, ya que en la espalda se pasa del dermatoma C4 al dermatoma D2; porque en el embrión en desarrollo los dermatomas C5, C6, C7 y D1 se dirigen a los miembros superiores. Entonces parece, según Maigne, que el ramo cutáneo que inerva el dermatoma D2 lleva consigo también una inervación sensitiva correspondiente a los últimos nervios cervicales, los cuales durante el desarrollo se han tenido que encargar del miembro superior.

El tratamiento de esta dorsalgia es esencialmente cervical; si se trata de un DDIM o disfunción somática, que es lo más frecuente, la manipulación cervical es un buen tratamiento; no obstante, es aconsejable que sea precedida de movilizaciones. También es necesario haber realizado previamente un esquema en estrella de la movilidad, que nos confirme que la técnica es aplicable sin dolor. Dada la implicación del segundo nervio raquídeo dorsal en esta patología, sería conveniente el tratamiento del segmento D2-D3, si se encuentra en disfunción, lo cual es frecuente.

Dorsalgia de origen cervical: test de valoración

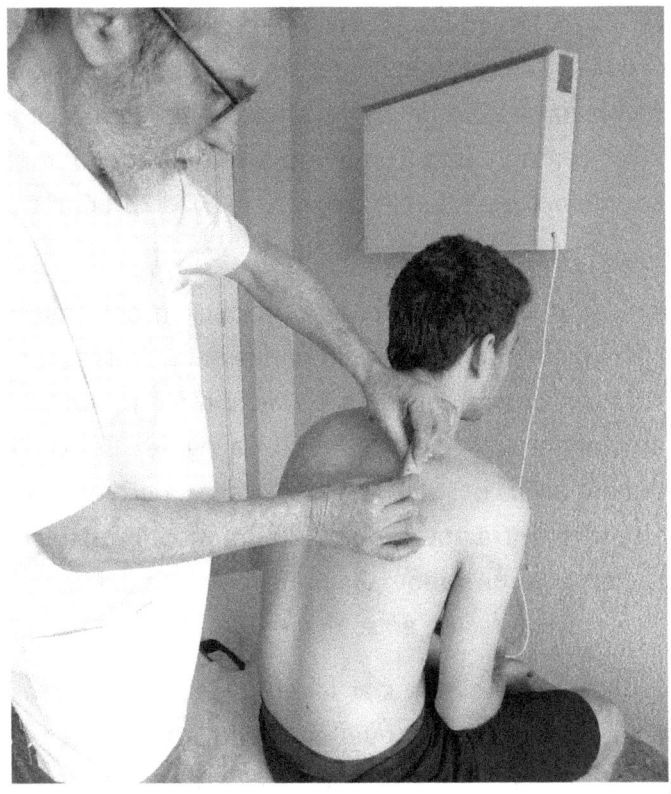

Test del pinzado rodado de la piel en la zona del dolor

Si realizamos este test en la zona del omóplato por debajo de la espina, el pinzado rodado de la piel es muy doloroso, por la presencia de una celulalgia, en caso de dorsalgia de origen cervical (Maigne R.). La causa de este trastorno se encuentra a nivel cervical inferior (C5-C6, C6-C7, C7-T1) y suele ser una disfunción somática, aunque también puede ser debido a artrosis cervical o a una hernia de disco, aunque con mucha menor frecuencia.

HERNIA DISCAL CERVICAL

Aunque al hablar de hernia discal nos solemos referir a la herniación del núcleo pulposo, lo cual implica la rotura completa del anillo fibroso del disco; sin embargo, en las imágenes de resonancia mediante las cuales se realiza el diagnóstico, no podemos ver siempre con claridad la naturaleza del material discal herniado. Por lo que se define hernia como el desplazamiento localizado de material discal, sea núcleo pulposo o anillo fibroso, más allá de los límites del espacio discal.

La hernia de disco cervical puede producirse por traumatismos, como en accidentes de automóvil con lesiones de latigazo severas, por una rotación brusca del cuello en flexión o durante un esfuerzo intenso afectando a la región cervical; la rigidez del cuello y una contractura antiálgica destacan en estos casos, pero en muchas ocasiones no se encuentra antecedente traumático. Probablemente en muchos casos existe una anomalía predisponente del disco, o un aumento de tensión o presión en su núcleo.

Es muy importante diferenciar las hernias según su localización, ya que la sintomatología que pueden producir depende de esto; las hernias posterocentrales, situadas centralmente en el disco, pueden comprimir o irritar el ligamento vertebral común posterior o la duramadre, provocando dolor y rigidez en el cuello; mientras que las hernias situadas más lateralmente o posterolaterales y las situadas en el agujero de conjunción o foraminales pueden comprimir o irritar la raíz nerviosa o el nervio raquídeo, dando lugar a dolor irradiado y parestesias en la extremidad superior, así como una posible pérdida de sensibilidad e incluso de fuerza en su musculatura. Pero hay que tener en cuenta que las hernias posterocentrales son potencialmente las más peligrosas, por representar una amenaza para la médula, a la cual pueden llegar a comprimir, produciendo una mielopatía compresiva. Se sospechará la afectación medular en caso de dolor y sobre todo parestesias (hormigueos o pinchazos) en ambos miembros superiores y/o inferiores, sobre todo en manos o pies.

La hernia suele ocurrir con mayor frecuencia inmediatamente por encima o por debajo de la sexta vértebra cervical, afectando a los niveles C5-C6 o C6-C7; en consecuencia, las raíces más frecuentemente afectadas son C6 y C7.

A nivel cervical se puede distinguir entre hernias duras y blandas (Maigne R.); las primeras están constituidas por el llamado nódulo disco-osteofítico, donde existe una intensa artrosis secundaria al deterioro discal; estas son hernias crónicas, que suelen afectar a personas de más de 40 años; la radiografía muestra signos de artrosis, sobre todo en forma de un osteofito posterior y de uncartrosis, con un osteofito prominente en el agujero de conjunción.

Las llamadas hernias blandas, sin artrosis o con leves alteraciones artrósicas, se dan en personas más jóvenes; así actualmente se están viendo muchas personas de entre 30 y 40 años e incluso más jóvenes, con hernias de disco cervicales, en las que puede existir estrechamiento aislado del disco afectado, pero sin evidentes alteraciones artrósicas vertebrales (osteofitos). No suele existir antecedente traumático, y pueden estar en relación con un aumento de la presión en los discos, por aumento de la tensión en la zona debido a estrés, esfuerzos repetidos, sobrecarga de tensión en la musculatura, etc. De todo lo cual se deduce que muchas personas que acuden al osteópata pueden tener una hernia cervical y lo ignoran; de aquí la necesidad de realizar sistemáticamente una exploración clínica que incluya un esquema en estrella de la movilidad cervical, y manipular o movilizar en la dirección no dolorosa del movimiento.

En cuanto a la semiología, a diferencia de la hernia de disco lumbar, el comienzo del proceso, es decir, la rotura del disco y producción de la hernia, puede no relacionarse con un esfuerzo importante, sobrecarga muscular o traumatismo.

Suelen evolucionar de un modo crónico, de manera que la persona suele sufrir continuamente molestias cervicales y rigidez, presentando periodos de agudización en los que aumenta el dolor. Suelen quejarse de cervicalgia, pudiendo acompañarse de dolor en la zona del omóplato, por tratarse generalmente de una afectación de los segmentos cervicales inferiores. La tos, el estornudo y la maniobra de Valsalva pueden aumentar el dolor por ser de origen discal; puede haber una contractura antiálgica asociada que hace que el cuello adopte la posición menos dolorosa, generalmente inclinado hacia delante y a un lado, estando el movimiento cervical muy limitado y doloroso hacia el otro.

Pueden presentar dolor y parestesias (hormigueos, pinchazos) e incluso solo parestesias en una extremidad superior, al instaurarse la neuralgia cervicobraquial (Apley G.; Solomon L.), la paresia es rara y sería un síntoma de alarma. La presencia de parestesias en ambas manos y/o pies puede ser un síntoma que nos alerte de una posible compresión medular en caso de hernias posterocentrales.

Las radiografías pueden mostrar rectificación de la lordosis cervical por el espasmo muscular asociado y estrechamiento del espacio discal afectado, teniendo valor diagnóstico estos dos signos juntos. Sin embargo, el diagnóstico definitivo se realizará mediante resonancia magnética cervical, que permite visualizar la hernia, así como su localización.

Desde un punto de vista clínico, podemos considerar dos tipos de hernias cervicales. Las agudas, que incluyen la hernia que se acaba de producir por la rotura del disco, y aquellas que sufren una agudización por aumentar su tamaño o por padecer una tensión añadida que aumenta su presión sobre el ligamento vertebral o la duramadre. En estas el dolor es más intenso, la limitación de la movilidad cervical mayor y pueden producir una contractura antiálgica; en estos casos el dolor del paciente suele depender de la hernia, hay que llevar bastante cuidado con su tratamiento manual.

Hernias cervicales crónicas, serían estas mismas hernias que hemos visto, pero entre los periodos de agudización, en los cuales el paciente puede encontrarse bien, asintomático, o sufrir molestias cervicales mucho más leves; y aquellas hernias que, con el paso de los años, se comportan de un modo mucho más benigno, como si hubieran sido compensadas de alguna manera. En estos casos, el dolor puede no estar producido por ellas; es el caso muy frecuente de personas que vemos por cervicalgia en relación con un DDIM o disfunción somática, que nos traen un informe de resonancia donde indica que tienen una hernia de disco, pero por la semiología vemos que el dolor no está producido por ella.

Exploración clínica: en la anamnesis es necesario preguntar por la presencia de dolor o parestesias en el miembro superior, y ver si sigue el trayecto de una raíz o dermatoma, generalmente C6 o C7; esto nos orienta hacia una compresión o irritación por una hernia de disco; no hay que olvidar que las parestesias tienen el mismo significado que el dolor. En la inspección podemos observar una desviación del cuello en flexión e inclinación hacia un lado, por una contractura antiálgica.

Debemos estudiar la movilidad cervical y anotarla en un esquema en estrella; generalmente estará limitada y dolorosa, sobre todo la rotación hacia un lado. Si en esta exploración aparece o aumenta el dolor en el brazo, evitar las movilizaciones o manipulación en esa dirección, ya que aumentan la presión que produce la hernia.

Los test de compresión como el de Jackson, el de compresión en flexión lateral (Spurling), que es más efectivo, el de compresión máxima del agujero intervertebral e incluso el de Valsalva, al aumentar la presión en el raquis cervical, aumentan la compresión de la hernia sobre la raíz o el ligamento vertebral común posterior, aumentando la sintomatología radicular o el dolor cervical no radicular pero de carácter discal. Estos tests fueron descritos en el apartado de la neuralgia cervicobraquial.

El examen neurológico puede ser necesario, pues toda patología cervical de tipo compresivo (hernia discal, osteofito) que afecte a los niveles desde C5 a T1 puede comprimir o irritar las raíces nerviosas o los nervios raquídeos, dando lugar a síntomas observables en el miembro superior como dolor neurálgico o parestesias, las cuales se consideran un síntoma irritativo equivalente al dolor. También se pueden observar otros síntomas debidos a defectos en la función del nervio raquídeo por el sufrimiento a que está sometido; nos referimos a déficits sensoriales como disminución de la sensibilidad táctil, de los reflejos y de la fuerza muscular. Estos déficits los detectaremos mediante los test neurológicos de la extremidad superior, que ya fueron estudiados en el apartado de la neuralgia cerviobraquial y que exponemos a continuación:

- C5 (nervio raquídeo): sale del nivel vertebral C4-C5; se explora la sensibilidad táctil en cara lateral del hombro y del brazo, siempre comparando con el otro lado, el reflejo bicipital, se realizan pruebas de fuerza resistida del deltoides y bíceps.

- C6: sale del nivel vertebral C5-C6; se explora la sensibilidad táctil en parte radial del antebrazo, sobre todo en la zona del dedo pulgar y eminencia tenar, el reflejo bicipital, estilo radial, pruebas de fuerza para el bíceps y los extensores de la muñeca (radiales).

- C7: nivel C6-C7; se explora la sensibilidad táctil a nivel del dedo medio, o índice y medio, el reflejo tricipital, pruebas de fuerza para el tríceps y flexores de muñeca.

- C8: nivel C7-T1; se explora la sensibilidad táctil en eminencia hipotenar, cuarto y quinto dedos, pruebas de fuerza de interóseos y flexores de los dedos.

Si el paciente dice sentir acorchamiento o entumecimiento en la mano o en los dedos, en general quiere decir pérdida de sensibilidad, más que parestesia.

Hay unos signos de alarma de compresión medular por la hernia de disco, los cuales tienen mucha importancia, por la necesidad de diagnosticar este proceso y no efectuar tratamiento osteopático por su gravedad; son los siguientes (Cyriax J.): dificultades al caminar por falta de coordinación de las extremidades inferiores (ataxia), marcha espástica por paresia (pérdida de fuerza); encontrar en la exploración signos de lesión de neurona motora superior, como un reflejo plantar anormal (reacción plantar extensora), es el llamado signo de Babinski (ver imagen en la página 186); es muy significativo en estos casos la presencia de parestesias, en forma de hormigueos o pinchazos, afectando a ambas manos, o a manos y pies, estas pueden desencadenarse por los movimientos del cuello, o por la flexión cervical, pero hay que tener cuidado con forzar esta flexión, pues puede estirar la médula y aumentar su lesión; puede haber también dolor cervical o en ambas extremidades superiores, o en regiones escapulares.

Hernia discal cervical: prueba de valoración y diagnóstico

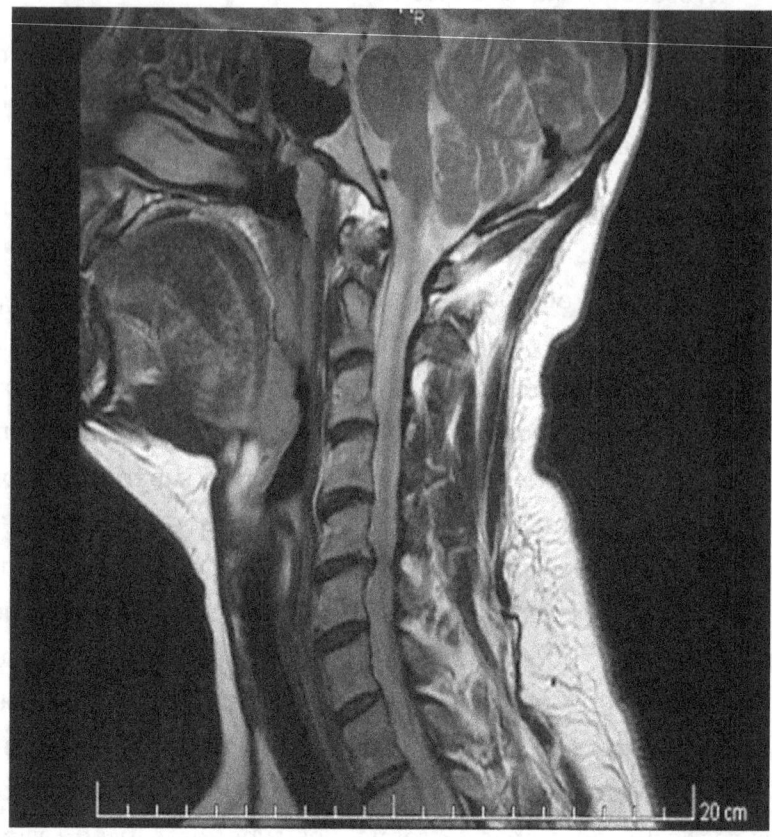

Resonancia magnética del raquis cervical

La prueba de imagen que se utiliza para visualizar y valorar las hernias de disco es la resonancia magnética de la columna (raquis cervical, dorsal o lumbar). En la imagen de resonancia del raquis cervical de arriba, en un corte sagital, vemos una hernia de disco en el segmento C5-C6.

CEFALEA DE ORIGEN CERVICAL

Es frecuente encontrar signos de disfunción somática del raquis cervical superior en muchos pacientes con dolor de cabeza. Muchos de estos dolores se atribuyen a estrés o a tensión psicológica, que seguramente pueden actuar como factores desencadenantes, pero la disfunción somática cervical superior es muy importante, ya que con su tratamiento suele desaparecer este dolor.

La cefalea de origen cervical más habitual es la que tiene lugar en la región occipital y en la supraorbitaria al mismo tiempo; es una manifestación frecuente del sufrimiento por disfunción somática del raquis cervical superior. Se produce en forma de crisis que suelen repetirse, a veces acompañándose de náuseas y vómitos. Hay un signo característico que nos sirve para el diagnóstico: el pinzado rodado de la ceja es bastante doloroso; este examen se hace sobre toda la región de la ceja, siendo la piel separada, pinzada y rodada entre el pulgar y el índice, notándose en estos pacientes que el pliegue es espeso y doloroso en comparación con el de la otra ceja, más ligero e indoloro; es el llamado signo de la ceja (Maigne R.). En el raquis cervical, en el mismo lado de la cefalea y del signo del pinzado rodado de la ceja, se encuentra la articulación C2-C3 muy dolorosa a la palpación, por localizarse una disfunción somática a este nivel; el tratamiento osteopático de esta disfunción somática nos sirve para confirmar el diagnóstico, pues hace desaparecer el dolor articular posterior y normaliza el pinzado rodado de la ceja.

La cefalea occipital es menos frecuente, es sentida en la región occipital, pudiéndose irradiar hasta la cima del cráneo; se trata del territorio de las ramas posteriores de C2 y C3. La forma típica aguda, más rara, es la llamada neuralgia de Arnold, que se presenta en forma de crisis muy dolorosas afectando a la región occipital e irradiando en ese lado hasta la cima del cráneo según la distribución del nervio de Arnold; una forma más leve es mucho más frecuente, en relación con una disfunción somática del raquis cervical superior.

En estas cefaleas existe un signo importante para su valoración: el de la fricción del cuero cabelludo (Maigne R.); para su exploración se apoyan los dedos índice y medio en el cráneo, en su parte posterior, y se moviliza el cuero cabelludo mediante pequeños y firmes movimientos laterales; esta operación, normalmente indolora, es dolorosa en el territorio de la rama posterior irritada, ya sea la de C3, que inerva la zona más central, o la de C2 (nervio occipital mayor), que inerva la parte lateral de esta región occipital. Otra maniobra de exploración será la palpación dolorosa del nervio de Arnold o nervio occipital mayor, allí donde es accesible a la palpación o punto de Arnold, el cual se encuentra donde este nervio o rama posterior de C2 se vuelve subcutáneo al perforar la inserción superior del músculo trapecio, a nivel del tercio interno de la línea curva occipital superior, ligeramente por debajo de la protuberancia occipital externa.

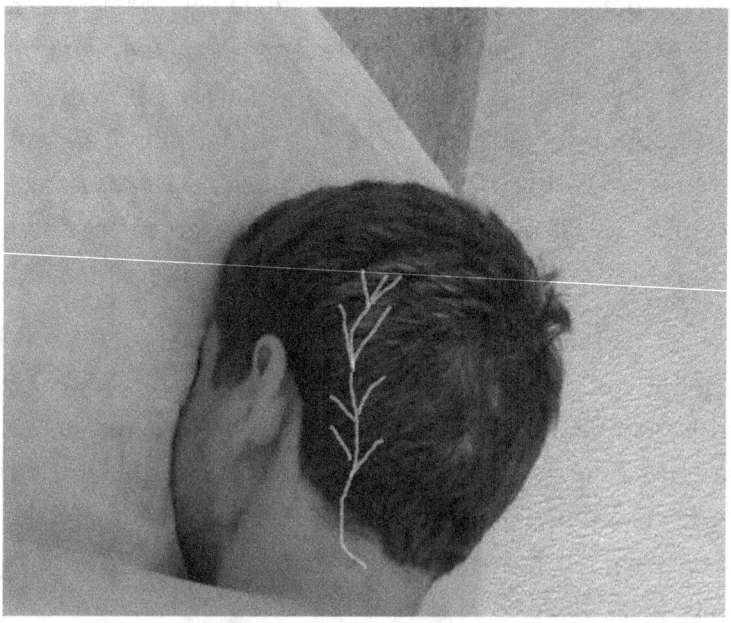

Esquema del nervio occipital mayor (rama posterior de C2)

A la neuralgia de Arnold, actualmente se le llama neuralgia occipital; se trata de un síndrome doloroso que afecta a los territorios inervados por el nervio occipital mayor y menor (ramas posteriores de C2 y C3). Es un dolor agudo, unilateral, sentido en forma de paroxismos o ramalazos de intenso dolor, que, partiendo de la unión cervicooccipital, se extiende hacia el vértice del cráneo, pudiendo acompañarse de parestesias del área afectada.

Esta neuralgia puede ser secundaria a un traumatismo como un latigazo cervical o una contusión occipital por una caída, a diabetes y a otras enfermedades, etc., pero puede no encontrarse causa alguna, aunque habría que valorar la existencia de una disfunción somática cervical alta o una tensión muscular mantenida del trapecio que produjera la afectación de este nervio. El tratamiento manual de la disfunción somática presente es muy difícil en estos casos dado lo agudo de las crisis; habría de realizarse en los periodos entre estas.

Cefalea de origen cervical: test de valoración

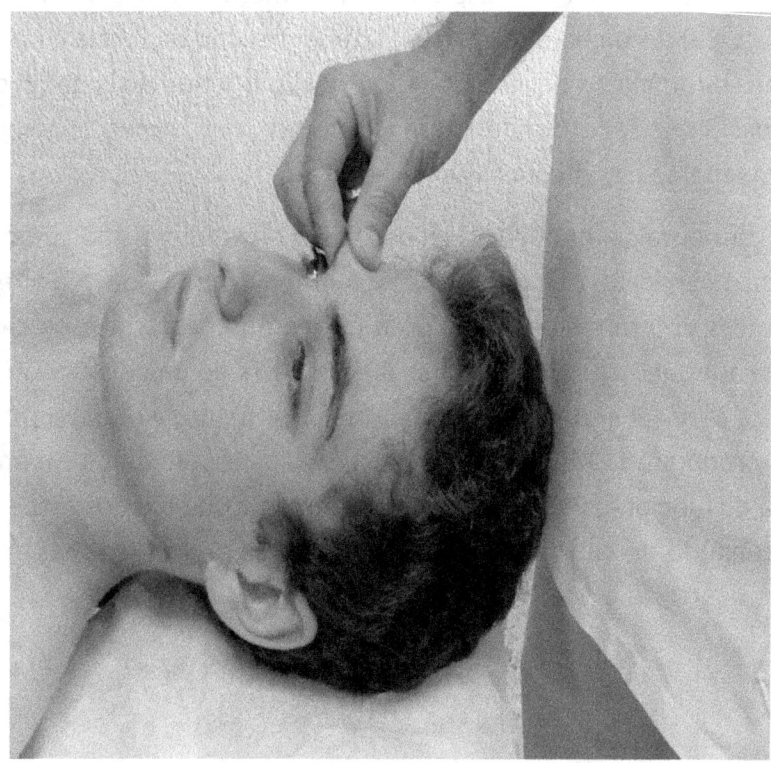

Test del pinzado rodado de la ceja

El pinzado rodado mediante el pulgar y el índice de la piel de toda la región de la ceja es espeso y doloroso; comparándolo con la del otro lado, este hallazgo llamado el signo de la ceja (Maigne R.) es muy fiable para valorar la presencia de una cefalea de origen cervical. Se suele acompañar de una disfunción somática o de un DDIM en ese mismo lado del raquis cervical superior, generalmente a nivel de C2-C3, cuyo tratamiento hace desaparecer con rapidez el signo de la ceja.

CEFALEA DE ORIGEN MUSCULAR

En muchas cefaleas hay una implicación de la musculatura, lo cual vamos a analizar. Con frecuencia, los músculos son los causantes de la cefalea, sobre todo por la presencia en ellos de puntos gatillo, que producen dolor referido en la cabeza. Actualmente, estos síndromes de dolor miofascial (Travell J.; Simons D.) son frecuentes, de manera que es habitual ver un dolor de cabeza en la zona de la sien, debido a un punto gatillo del trapecio, el cual se encuentra en la parte superior de este músculo, en la unión del cuello con el hombro; este es el caso más frecuente de cefalea de origen muscular.

Otros músculos cuyos puntos gatillo pueden producir también dolor de cabeza son el esternocleidomastoideo, que da dolor en la frente, y los cervicales posteriores, como el semiespinoso del cuello y el esplenio de la cabeza, cuyos puntos gatillo situados a nivel de la segunda vértebra cervical dan un dolor occipital, o en el vértice del cráneo, respectivamente.

Como prueba de diagnóstico podemos utilizar la presión mantenida unos segundos sobre el punto gatillo sospechoso; en el caso del trapecio superior, pinzando el borde del músculo entre el pulgar y el índice a nivel del punto gatillo, viendo si se desencadena el dolor de cabeza; el reconocimiento del dolor por el paciente, como su dolor, es un criterio importante para identificar este dolor miofascial.

Otras veces los puntos gatillo forman parte de la afectación del miotoma, o de un síndrome celulo-teno-miálgico de origen vertebral (Maigne R.), encontrándose dentro de unas fibras tensas. Esto afecta sobre todo al trapecio, al esternocleidomastoideo y a los músculos cervicales posteriores, los mismos que hemos visto que producen cefalea, pero ahora su afectación sería secundaria a una disfunción somática cervical; de manera que generalmente, si no llevan mucho tiempo activados, pueden desaparecer con el tratamiento de la disfunción vertebral, aunque también pueden persistir a dicho tratamiento, necesitando abordarlos localmente.

El trapecio y el esternocleidomastoideo son inervados por el XI nervio craneal, pero reciben también un ramo del segundo y del tercero nervios espinales cervicales; esto explica la posible existencia de puntos gatillo en estos músculos debido a la afectación de estos nervios, a nivel de los segmentos C1-C2 y C2-C3.

Cefalea de origen muscular: test de valoración

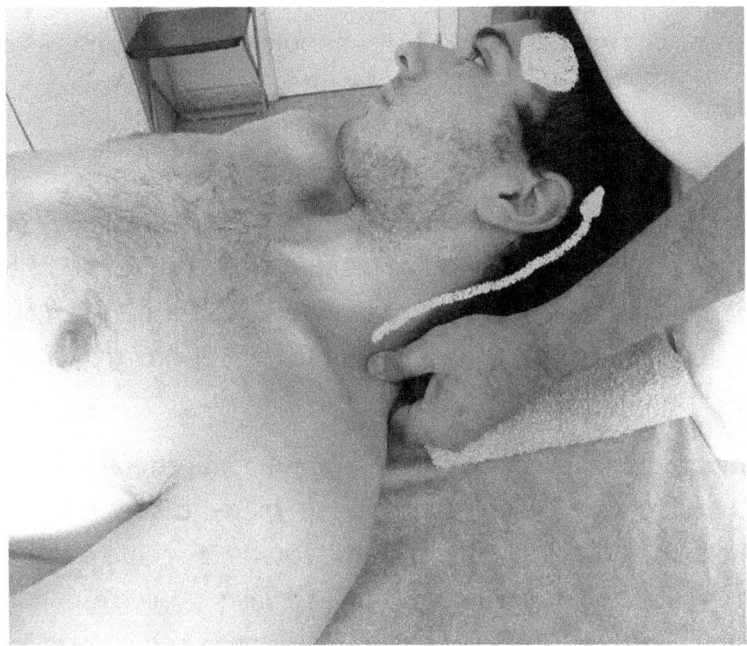

Test de presión sobre el punto gatillo

Como prueba de valoración o diagnóstico, podemos utilizar la presión sobre el punto gatillo sospechoso, en el caso del trapecio, como en la imagen de arriba, pinzando el borde de este músculo entre el pulgar y el índice a nivel del punto gatillo, viendo si desencadena el dolor de cabeza. El reconocimiento del dolor por el paciente como "su dolor", al realizar este test, es un criterio importante para identificar el dolor miofascial, así como la irradiación del dolor según un patrón característico.

VÉRTIGO O MAREO DE ORIGEN CERVICAL

El papel del raquis cervical en el mantenimiento del equilibrio es muy importante; esta función se debe sobre todo a las articulaciones y músculos del raquis cervical superior, por los receptores de la sensibilidad propioceptiva allí presentes; pues la propiocepción es necesaria para el mantenimiento del equilibrio, lo mismo que la vista y el oído interno. De manera que la alteración o irritación de estos receptores puede provocar una alteración del equilibrio, por la llegada de estímulos anormales al cerebro y a los núcleos vestibulares (Li Yongchao; Peng Baogan). Actualmente se tiende a llamar mareo a este trastorno, el cual engloba el mareo, el vértigo y la sensación de desequilibrio.

Es importante diferenciar este vértigo, que en general es descrito por los pacientes como una sensación de mareo o de inestabilidad, del vértigo más intenso y generalmente rotatorio debido a alteraciones cerebrales o del oído interno, a las cuales no corresponde un tratamiento osteopático. Como está demostrado que los propioceptores están presentes en toda la columna y un trastorno vertebral importante puede afectar a otras partes del raquis, no conviene menospreciar la afectación de otras regiones en caso de trastorno del equilibrio.

Para valorar el sistema del equilibrio, podemos utilizar el test de Romberg, para lo cual colocamos a la persona de pies, con los pies juntos y los brazos caídos a lo largo del cuerpo, debiendo mantener esta posición unos 30 segundos; a continuación le hacemos cerrar los ojos y observamos si entonces es capaz de mantener el equilibrio. Se considera un test de Romberg positivo si el paciente, al cerrar los ojos, no puede mantener el equilibrio y está a punto de caerse, o bien abre los ojos, o separa los brazos para poder equilibrarse. Esta prueba, al cerrar los ojos, valora la propiocepción y el sistema vestibular.

Es importante saber diferenciar varios tipos de vértigo según su causa; para esto debemos conocer su semiología clínica, la cual vamos a describir a continuación.

El vértigo del oído interno es muy intenso, como el del síndrome de Meniere, que produce ataques de vértigo que duran horas o incluso días; se trata de vértigo rotatorio acompañado de náuseas, vómitos, acúfenos y trastorno de la audición. La causa se encuentra en una alteración del oído interno, en su parte vestibular sobre todo; en estos casos el tratamiento osteopático no tiene sentido.

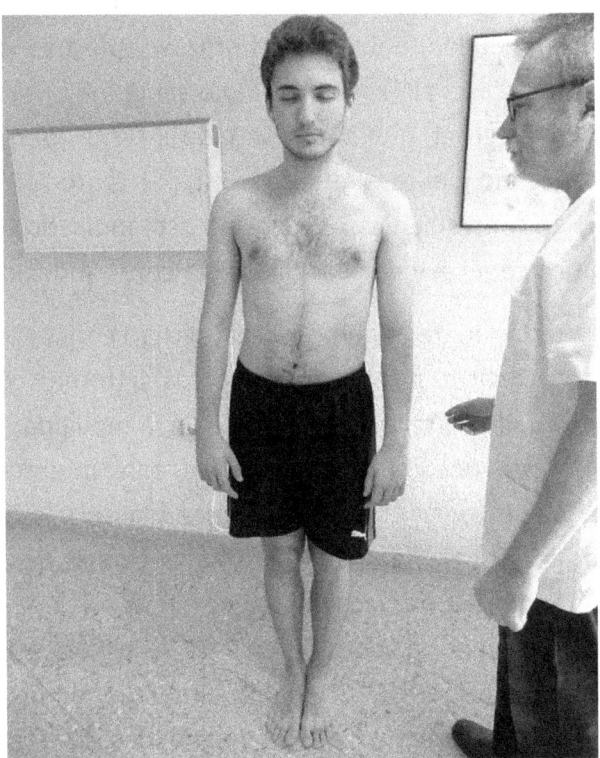

Valoración del equilibrio mediante el test de Romberg

El vértigo de origen cerebral o central, pues los núcleos cerebrales del equilibrio o núcleos vestibulares se encuentran en el tronco encefálico, y se conexionan con la corteza cerebral. Puede ser debido a inflamaciones, tumores cerebrales y otras enfermedades neurológicas; se trata en estos casos de vértigo acompañado de otros síntomas neurológicos como nistagmus (temblor ocular), otras alteraciones visuales (pérdida de la visión, diplopia o visión doble), trastornos del habla (disartria), alteración de la marcha, alteraciones motoras, de la sensibilidad, etc.

El vértigo vascular sería aquel que se da en personas mayores por arteriosclerosis, sobre todo de las arterias del cuello; puede manifestarse mediante crisis de algunos minutos de duración, como en el síndrome de insuficiencia vertebrobasilar, y se acompaña de otros síntomas neurológicos como trastornos visuales (pérdida de la visión, diplopia), cefalea, debilidad en brazos y piernas, etc. (Maigne R.). Ya que existe una alteración del flujo sanguíneo por obstrucción de la arteria vertebral, que afecta al oído interno, pero también al tronco de encéfalo y al cerebelo, se trata, por tanto, de una modalidad de vértigo central. En estos casos no está indicado el tratamiento osteopático cervical y en ocasiones está contraindicado.

El vértigo o mareo de origen cervical (vértigo cervicogénico) se caracteriza por existir al mismo tiempo otros síntomas cervicales como dolor de cuello o limitación dolorosa de la movilidad, además de que suele ser provocado o aumentado por movimientos del cuello. El paciente suele tener una sensación de mareo y/o desequilibrio (Valda Rodrigo J. et al.); normalmente hay ausencia de náuseas, vómitos y acúfenos. Se produce con mayor frecuencia en caso de afectación del raquis cervical superior, es decir, occipital, atlas y axis, incluyendo la articulación C2-C3, habitualmente por una disfunción somática. Generalmente, se hace un diagnóstico de este tipo de vértigo por exclusión, es decir, al ser descartadas otras causas (oído interno, neurológicas, etc.) (Valda Rodrigo J. et al.).

Hay también formas mixtas, es decir pacientes que sufren más de un tipo de estos trastornos.

Se comprende, como ante un paciente con mareo o vértigo, es prioritario que realicemos una valoración clínica, que nos sitúe el trastorno dentro de uno de estos tipos de vértigo que hemos visto, pues el tratamiento manual osteopático solo tiene sentido en caso de vértigo de origen cervical.

También se puede producir vértigo en el raquis cervical por una alteración de la arteria vertebral. Es importante saber en qué pacientes con vértigo hay que sospechar la implicación de esta arteria; serían personas de edad avanzada, sobre todo si presentan otros síntomas de arteriosclerosis. Los ataques con caída sin pérdida del conocimiento o drop attacks también apuntan en este sentido, como la presencia en las radiografías de artrosis cervical importante, y sí la inclinación hacia atrás de la cabeza combinada con la rotación aumenta el mareo (test de la arteria vertebral o test de Kleyn). Todos estos datos son signos de sospecha, siendo las únicas pruebas objetivas de afectación de la arteria vertebral las obtenidas mediante arteriografía o ecografía doppler, siendo esta una prueba no invasiva mediante la cual se valora con ultrasonidos el flujo sanguíneo en la arteria vertebral, observando si hay alguna obstrucción.

La valoración de los trastornos del equilibrio es en muchas ocasiones una cuestión difícil, pues pueden influir varios factores; así, en los casos de implicación de la arteria vertebral, también se pueden encontrar disfunciones somáticas; no obstante, el tratamiento de estas es problemático, debido a las alteraciones que la manipulación o movilizaciones cervicales pudieran ocasionar en el flujo sanguíneo de la arteria vertebral (Moser Nicholas et al.).

Lo mejor es, pues, que se haya descartado patología en los exámenes médicos (otorrino, internista o neurólogo), que la semiología sea la del vértigo de origen cervical, es decir, sensación de mareo y/o desequilibrio (inestabilidad), y que no se encuentren signos de afectación de la arteria vertebral.

Vértigo o mareo de origen cervical: valoración

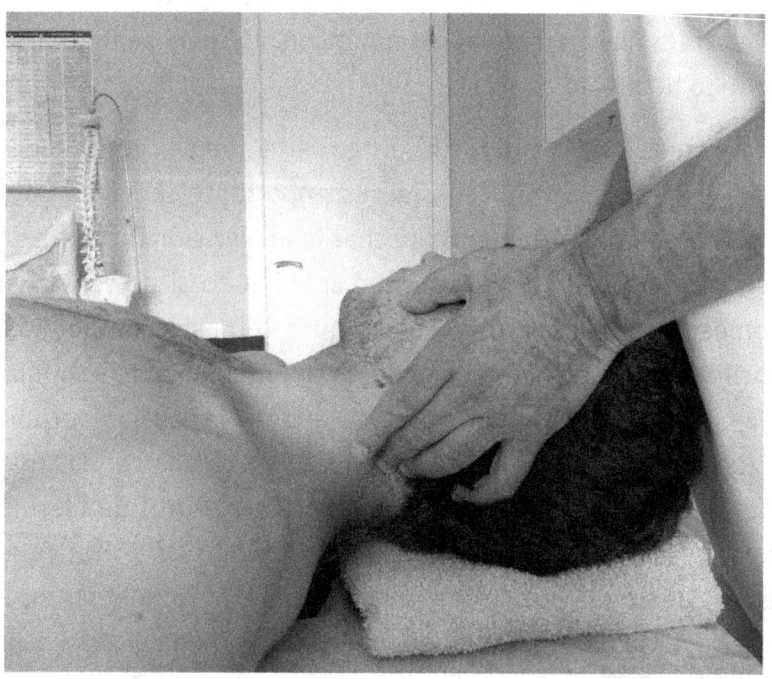

Semiología y test de palpación de las articulaciones posteriores

Semiología: la presencia de dolor cervical y limitación dolorosa de su movilidad, junto con el vértigo, indica el origen cervical. La ausencia de patología en los exámenes realizados (otorrino, neurólogo, etc.) sugiere el origen cervical del vértigo o mareo.

Test de palpación de las articulaciones posteriores cervicales (imagen de arriba): palpamos con un dedo penetrando lateralmente por delante del trapecio y la musculatura cervical posterior hasta el contacto óseo de la apófisis articular; el hallazgo de una disfunción somática del raquis cervical superior (C0-C1, C1-C2 o C2-C3) indica también el origen cervical del mareo.

SÍNDROME DE LA SALIDA TORÁCICA

La arteria subclavia y el plexo braquial, especialmente su tronco inferior formado por los nervios espinales C8 y T1, atraviesan un triángulo estrecho cuya base es la primera costilla, y los lados son los músculos escalenos anterior y medio. De manera que la presencia de una costilla extra o costilla cervical, una gran apófisis transversa (mega apófisis transversa) a nivel de la séptima cervical, o que los escalenos estén muy tensos y acortados, puede producir la compresión que caracteriza este síndrome. Esta alteración ha sido denominada de diversas maneras: síndrome de la costilla cervical, del escaleno, del desfiladero torácico; actualmente, se tiende a llamar síndrome de la salida torácica (thoracic outlet syndrome).

Normalmente, los elementos vasculares y nerviosos que discurren por este espacio ya sufren una angulación al pasar sobre la primera costilla, cuando el brazo cuelga junto al cuerpo. En caso de existir una costilla a nivel de la séptima cervical, este ángulo se hace más pronunciado al ser empujados el vaso y el nervio hacia arriba. Otros lugares donde puede producirse esta compresión vascular y nerviosa son debajo de la clavícula, entre esta y la primera costilla (espacio costoclavicular), y a nivel del túnel formado por la apófisis coracoides y el tendón del músculo pectoral menor.

Como consecuencia de la obstrucción en estos espacios, el último nervio cervical (C8) o el primer nervio torácico (T1) pueden resultar comprimidos o distendidos, provocando parestesias (hormigueos) y alteraciones sensitivas, sobre todo en el lado cubital de la mano, cuarto, quinto dedo y antebrazo, así como debilidad de los músculos intrínsecos de la mano (interóseos). La arteria y la vena subclavias también pueden ser comprimidas, en el caso de la vena al pasar por delante del escaleno anterior, entre este y la clavícula. Estas consideraciones anatómicas sobre los lugares donde se puede efectuar esta compresión, y sobre los elementos implicados, son de gran valor para el osteópata, ya que señalan las estructuras sobre las cuales se puede actuar para mejorar este trastorno.

La costilla cervical o la mega apófisis transversa son anomalías congénitas, pero los síntomas raramente aparecen antes de los veinticinco o treinta años. Parece estar también relacionado este síndrome con la realización de actividades repetitivas que involucran el brazo y el hombro, como el caso de músicos, particularmente violinistas, posiblemente en relación con las tensiones corporales debidas a dicha actividad. En algunos casos está asociado este síndrome a un traumatismo por latigazo cervical, quedando como secuela del mismo, probablemente como consecuencia de un síndrome de escalenos.

En cuanto a la semiología clínica, en general no existen síntomas cervicales o bien son leves. Los movimientos del cuello suelen ser normales y sin dolor, lo cual sirve para descartar el origen cervical de estas alteraciones. El paciente, generalmente una mujer, suele quejarse de dolor y/o parestesias en el lado cubital de antebrazo y mano, afectando sobre todo al cuarto y quinto dedos, que empeoran al cargar peso, así como de sudoración excesiva o frialdad y color azulado en mano y dedos (Appley G.; Solomon L.). A veces los hormigueos aparecen por la noche, unas horas después de haberse dormido, despertando a la paciente; en este caso representan un fenómeno de liberación nerviosa de los nervios comprimidos durante todo el día (Cyriax J.). Es posible observar un bulto por encima de la clavícula que es pulsátil y doloroso a la palpación; se trata de la arteria subclavia.

En la exploración suelen predominar las alteraciones neurológicas, y la sensibilidad puede estar disminuida en el territorio C8 y T1. El paciente se queja de entumecimiento en la parte cubital de la mano, cuarto y quinto dedos; los reflejos suelen ser normales, pero puede haber debilidad de la musculatura, sobre todo de los interóseos, músculos que aproximan y separan los dedos, e incluso una ligera atrofia de estos músculos y de los hipotenares. Los signos vasculares no son tan frecuentes, pero puede existir cianosis, frialdad o hinchazón de la mano y los dedos.

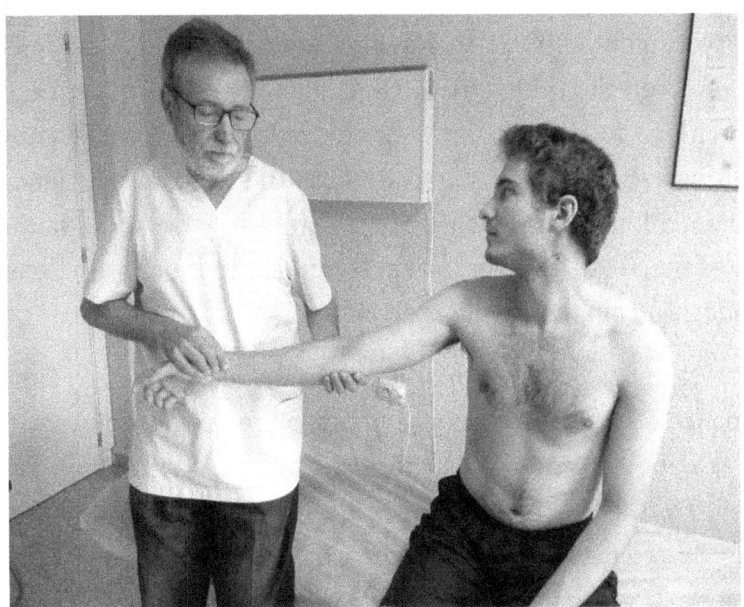

Valoración del desfiladero cervico-torácico mediante el test de Adson

El test de Adson se emplea para detectar la compresión en este espacio; para ello, estando el paciente sentado, se le toma el pulso radial en el lado afectado y se realiza una abducción, extensión y rotación externa pasivas de ese brazo; a continuación se le pide que haga una extensión y rotación del raquis cervical hacia el lado testado, manteniendo esta posición durante un minuto; si hay una compresión en el desfiladero torácico, se percibirá una notable disminución de la intensidad del pulso.

La radiografía cervical es una prueba útil en la valoración de estos pacientes, ya que en ella aparecerá la costilla cervical si es la causa, aunque lo habitual es observar un aumento de tamaño de la transversa de la séptima cervical o megaapófisis transversa.

En el síndrome de la salida torácica de origen miofascial provocado por los músculos escalenos, se produce la compresión debido a la tensión y acortamiento de estos músculos por tener algún punto gatillo activo. En este caso se suele comprimir el tronco inferior del plexo braquial y/o la vena subclavia, lo cual ocasiona hormigueos y entumecimiento en cuarto y quinto dedos, borde cubital de la mano y a veces en el antebrazo. Si se produce la compresión de la vena por el músculo escaleno anterior contra la primera costilla por debajo y la clavícula, se dificulta el retorno venoso, produciéndose un edema de los dedos, sobre todo en su base y dorso de la mano, lo cual es percibido por los pacientes como una hinchazón de la mano y dedos. La compresión de la arteria es menos frecuente.

El test del alivio o mejoría de los escalenos (Travell J.; Simons D.) se realiza elevando el paciente el brazo afectado y colocando el antebrazo apoyado de través sobre su frente y cabeza, con lo cual el hombro y la clavícula se mueven hacia delante, aumentando el espacio detrás de esta y cesando su compresión sobre los músculos escalenos. Este test también nos puede servir para valorar el desfiladero torácico en su conjunto, al obtenerse con el mismo una mejoría de los síntomas en uno o dos minutos por disminuir la compresión vascular y/o nerviosa en el espacio costoclavicular. La presencia del dolor referido propio de los puntos gatillo de los escalenos, junto con los síntomas de compresión, nos orienta hacia la causa.

Debemos saber diferenciar este trastorno de lesiones del raquis cervical que producen compresión nerviosa, como hernia de disco o artrosis; en estos casos los movimientos del cuello son dolorosos, así como del síndrome del túnel carpiano, trastorno en el que el nervio mediano sufre una compresión en el túnel del carpo, donde el dolor y las parestesias se producen en su territorio de inervación.

Síndrome de la salida torácica: test de valoración

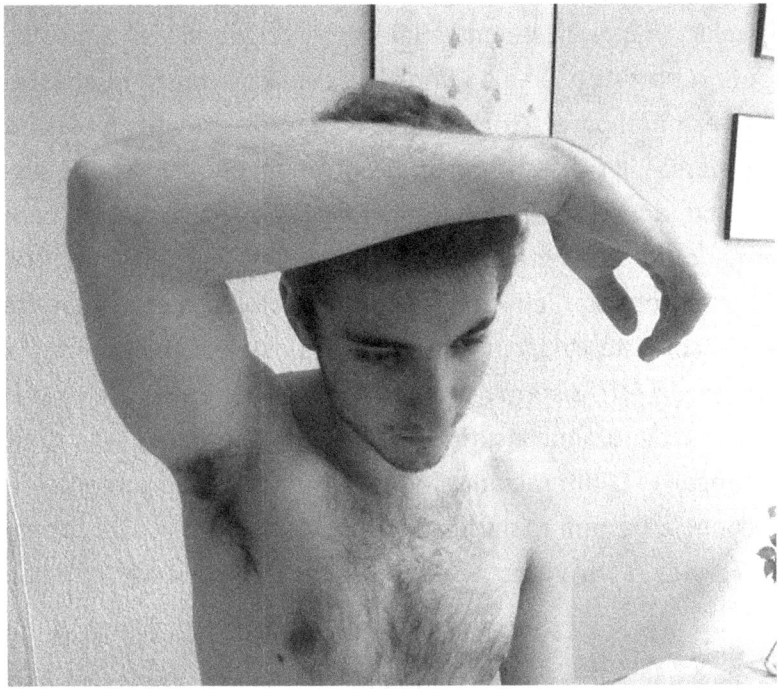

Test del alivio o mejoría de los escalenos

El paciente eleva el brazo afectado, colocando el antebrazo apoyado de través sobre la frente y cabeza, con lo cual el hombro y la clavícula se mueven hacia delante, ensanchándose el espacio costoclavicular, con lo cual disminuye la compresión a este nivel. Este test nos puede servir para valorar el desfiladero torácico en su conjunto, al obtenerse con el mismo una mejoría de los síntomas en uno o dos minutos, por disminuir la compresión vascular y/o nerviosa en el espacio costoclavicular.

LA ARTERIA VERTEBRAL Y LA INSUFICIENCIA VERTEBROBASILAR

Todos los que practican las técnicas osteopáticas deberían conocer la relación que existe entre la arteria vertebral y el raquis cervical, pues a partir de la sexta vértebra cervical y hasta el atlas, cada arteria vertebral pasa a través de los agujeros situados en las apófisis transversas; luego estas arterias entran en el cráneo por el agujero occipital, donde se unen para formar la arteria basilar. Al conjunto formado por las arterias vertebrales y la basilar se denomina sistema vertebrobasilar, cuyo normal funcionamiento es indispensable para una correcta irrigación de la parte posterior del cerebro. A la afectación de este sistema arterial con posible déficit de irrigación cerebral se denomina insuficiencia vertebrobasilar y las personas que padecen esta alteración pueden sufrir un empeoramiento como consecuencia de una manipulación o incluso de movilizaciones del raquis cervical, sobre todo del superior, por lo que están contraindicadas.

Además, hay que tener cuidado en todas las personas con las manipulaciones o movilizaciones que someten el cuello a una intensa rotación, sobre todo si esta se acompaña de extensión, ya que esto produce una disminución o interrupción del flujo de la arteria vertebral del lado opuesto de la rotación; además de someter a un estiramiento al bucle de esta arteria cuando pasa entre el atlas y el axis. Si en el lado hacia donde realizamos la rotación hay una arteria vertebral con arteriosclerosis y un flujo limitado, artrosis con un osteofito grande que la comprime o una malformación congénita con disminución de su calibre, lo cual puede ocurrir en personas jóvenes, se podría provocar un accidente vascular cerebral. El cual puede producir desde pequeñas reacciones de mareo o vértigo hasta los síntomas neurológicos de un ictus, por la disminución del riego sanguíneo cerebral.

Los accidentes vasculares a continuación de una manipulación cervical, por lesión de la arteria vertebral, son muy raros; según estudios estadísticos, se ha visto que se dan con mayor frecuencia en personas jóvenes, sobre todo mujeres, por lo que se ha llegado a la conclusión de que no es tan determinante la arteriosclerosis como antes se pensaba. Actualmente, se achacan a una disección de la arteria vertebral, enfermedad rara que se da en personas de entre 20 y 45 años, en la que se produce un desgarro en la capa interna de la arteria, lo que permite la entrada de sangre entre las capas de la pared; esto causa un estrechamiento de la arteria y la disminución del flujo sanguíneo. Formas leves de esta afección podrían ser más frecuentes; se trata de personas que han sufrido mareo o vértigo después de una manipulación cervical; estos casos, que podrían ser debidos a un simple espasmo arterial, tienen valor de alerta y contraindican la manipulación cervical, ya que esta podría ocasionar una lesión de la arteria como la que hemos descrito, con la consecuencia de un accidente vascular cerebral (Vautravers P.; Maigne J.Y.).

Por lo que es conveniente, sobre todo en el raquis cervical superior, utilizar preferentemente técnicas realizadas en flexión lateral, o con la menor rotación posible, para no someter a tensión a la arteria vertebral. Para conseguir esto se puede añadir una palanca de flexión lateral contraria, con objeto de disminuir la rotación necesaria para la puesta en tensión.

Se han propuesto test de seguridad como el de Klein o test de la arteria vertebral, que explora el sistema vascular de esta arteria, el cual debería ser realizado previamente a toda manipulación o movilización cervical, y estando el paciente acostado o mejor sentado, pues la presión arterial diastólica es así más baja. Se lleva pasivamente el raquis cervical en hiperextensión y rotación derecha e izquierda, aguantando en esta posición varios segundos; si aparece entonces sensación de mareo, náuseas, acúfenos (zumbidos de oídos) o nistagmus (temblor del ojo), se suspende la manipulación o movilizaciones previstas, pues es posible que haya un trastorno del flujo sanguíneo en la arteria vertebral del lado de la rotación. En caso de duda, bien por la exploración o por los síntomas que ha tenido, es mejor abstenerse de realizar manipulación o movilizaciones a nivel del raquis cervical.

Hay que decir que, si bien estos test no son útiles en caso de disección de la arteria vertebral, sí que sirven para detectar casos más comunes de insuficiencia vertebrobasilar (arteriosclerosis, osteofito comprimiendo la arteria, etc.), donde también está contraindicado el tratamiento osteopático del raquis cervical.

Es importante tener también en cuenta las recomendaciones de expertos, con objeto de minimizar el riesgo vascular dependiente de la arteria vertebral. A este respecto se podrían destacar las realizadas por la Sociedad francesa de medicina manual ortopédica y osteopática (Maigne J.Y.; Vautravers P.), las cuales en parte se recogen a continuación:

- Evitar el tratamiento de manipulación cervical en aquellas personas que hayan sufrido vértigo, mareo o náuseas, como consecuencia de una manipulación cervical previamente realizada, ante la posible repetición de esta semiología con una mayor gravedad.

- Ser muy prudentes en caso de pacientes con cervicalgia y/o dolor de cabeza agudos, de muy reciente aparición (uno o dos días), sobre todo si son de carácter inusual; realizar una valoración que incluya un examen neurológico de miembros superiores, o esperar unos días antes de realizar su tratamiento, por si se tratara de un accidente isquémico vertebrobasilar.

- Se recomienda disminuir el uso indiscriminado de manipulaciones cervicales, realizándolas solamente cuando tengan una clara indicación y estén relacionadas con los síntomas del paciente.

- Sería recomendable en la mujer de menos de 50 años, ya que presenta mayor riesgo vascular, dar prioridad a las manipulaciones cervicales en flexión lateral sobre las técnicas en rotación, ya que estas conllevan más riesgo.

Hay dos tipos de insuficiencia vertebrobasilar, la debida a una trombosis de la arteria vertebral, la cual es difícil que se nos presente pues estas personas suelen sufrir un ictus y son derivadas a tratamiento médico urgente. Existe otra más leve llamada hemodinámica (Maigne R.), debida generalmente al estrechamiento que sufre la arteria por arteriosclerosis, de manera que tiene normalmente un flujo sanguíneo disminuido. Estas personas, que suelen ser mayores de 60 años, pueden tener episodios breves, de unos minutos, en los que sufren mareo o vértigo, posiblemente acompañado de otros síntomas como acúfenos (zumbidos de oídos), alteraciones visuales (pérdida de visión, visión doble) e incluso una breve pérdida del conocimiento, o un ataque con caída (drop attack), lo cual ocurre en situaciones en que han extendido y rotado el raquis cervical, como al mirar hacia lo alto, limpiar cristales, etc. Estos ataques se suelen repetir, por lo que nos informarán de su existencia si les hacemos una buena anamnesis. En estos casos están contraindicadas las manipulaciones cervicales. Pero también pueden padecer una insuficiencia vertebrobasilar hemodinámica, aunque con menor frecuencia, personas jóvenes por tener una malformación congénita, como una arteria vertebral más estrecha o incluso ausente.

No hay que olvidar los factores que favorecen la disección de las arterias vertebrales, como traumatismos leves (deportivos, latigazo cervical, etc.), los tratamientos hormonales (anticonceptivos y otros) que tienen como posible efecto secundario la alteración de las arterias, el tabaquismo y la hipertensión también son factores de riesgo.

Luego debemos valorar con especial cuidado las posibles situaciones de riesgo en relación con la arteria vertebral, para actuar en estos casos con la máxima prudencia, dando prioridad a la prevención:

- Personas mayores que hayan sufrido crisis de mareo o vértigo, y sobre todo mujeres menores de 50 años, ya que tienen mayor riesgo de disección de la arteria vertebral (Vautravers P.; Maigne J.Y.).

- Un dolor de cabeza agudo, intenso y de carácter inusual, acompañado o no de cervicalgia, puede ser un síntoma de alarma de disección de la arteria vertebral.

- El síntoma de alarma más frecuente de disección de la arteria vertebral es dolor de cabeza y/o de cuello (repentino, intenso y persistente), seguido de mareo o vértigo y/o parestesia facial unilateral; esta afección es más frecuente en personas menores de 50 años (Saeed Abdullah B. et al.).

- Y sobre todo el caso de personas que hayan sufrido mareo, vértigo o náuseas, como consecuencia de una manipulación cervical previamente realizada (Maigne J.Y.; Vautravers P.).

La arteria vertebral: valoración

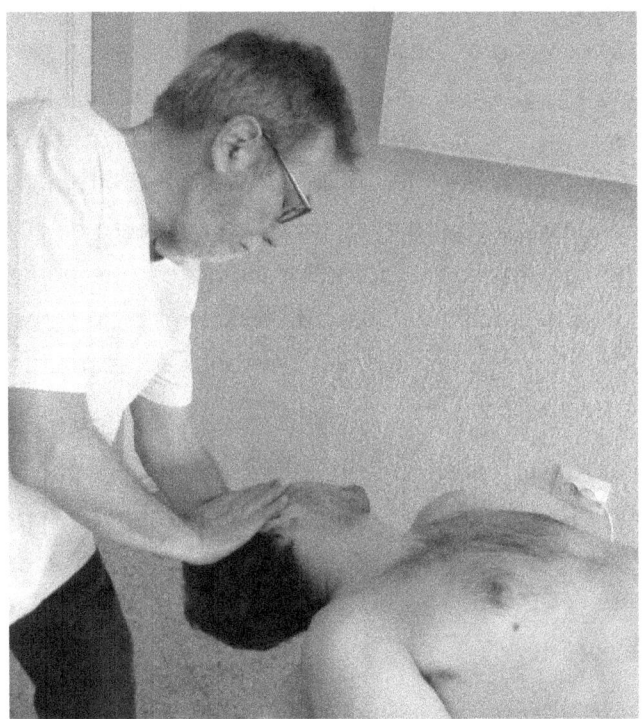

Semiología y test de la arteria vertebral (test de Klein)

Semiología: sospechar insuficiencia vertebrobasilar que contraindica la manipulación cervical, en caso de personas, sobre todo mayores, que hayan sufrido crisis breves de mareo o vértigo, quizás con otros síntomas como acúfenos, visión doble e incluso una breve pérdida del conocimiento, siempre en situaciones de extensión y rotación del raquis cervical.

Test de la arteria vertebral: estando el paciente sentado o acostado, llevar el raquis cervical en hiperextensión y rotación derecha e izquierda, y durante unos segundos observar si aparece mareo, náuseas, acúfenos o nistagmus (temblor ocular), indicando una alteración de la arteria vertebral del lado de la rotación, con lo cual no realizaremos manipulación ni movilización cervical. Ecografía doppler: permite valorar el flujo sanguíneo de la arteria vertebral y, por consiguiente, observar si hay alguna obstrucción.

SÍNDROME CÉLULO-TENO-MIÁLGICO DEL RAQUIS CERVICAL

El síndrome vertebral celulo-teno-miálgico, descrito por Robert Maigne, que ya hemos estudiado en la semiología del raquis dorsal, puede aparecer como consecuencia de la afectación de cualquier segmento de la columna, también del raquis cervical. Está constituido por tres tipos de alteraciones, las cuales pueden darse juntas o aisladas: zonas de celulalgia en la piel del dermatoma, fascículos musculares tensos y dolorosos al tacto, con aspecto de cordones en los músculos del miotoma, dolores tendinosos que aparentan una tendinitis, o la palpación dolorosa de tendones o de otras estructuras del esclerotoma como ligamentos; todas estas manifestaciones suelen ser unilaterales.

Estos signos están producidos por una pequeña irritación del nervio raquídeo a su salida de la columna, generalmente por una disfunción somática, y tienen una localización metamérica, es decir, se encuentran en el dermatoma, miotoma o esclerotoma correspondientes de este nervio.

Nos interesan sobre todo estas manifestaciones cuando constituyen dolores de espalda, de miembros superiores, tendinosos o musculares, de difícil diagnóstico y tratamiento, al no relacionarse con su origen en la columna y con su causa habitual, una disfunción somática vertebral, cuyo tratamiento es necesario para que desaparezcan.

Pueden darse en el tronco, donde ya vimos cómo celulalgias torácicas y abdominales podían ser responsables de falsos dolores viscerales. En la zona alta de la espalda y en los miembros superiores, también son frecuentes estas manifestaciones dependiendo del raquis cervical. Es frecuente la presencia de una celulalgia dorsal alta, por debajo de la espina del omóplato, en caso de afectación de los segmentos cervicales inferiores (C5-C6, C6-C7, C8-T1), que puede producir una dorsalgia de origen cervical, o molestias locales difíciles de diagnosticar. También se pueden encontrar zonas de celulalgia en el brazo y antebrazo; en caso de afectación de estos mismos segmentos, estas suelen desaparecer rápidamente con el tratamiento del segmento cervical responsable.

Son frecuentes también las manifestaciones de este síndrome en la musculatura dependiente del raquis cervical; entre los músculos que he encontrado más afectados, según mi experiencia, puedo citar el trapecio en relación con el raquis cervical superior, así como el deltoides, infraespinoso y radiales (extensores de la muñeca) cuando se trata del raquis cervical inferior. En estos músculos se localizan fascículos musculares tensos y dolorosos a la palpación, que pueden dar lugar a dolores difíciles de valorar, pues muchas veces se producen a distancia del músculo implicado; dependen de un punto gatillo situado en su interior, no siendo generalmente suficiente con el tratamiento local de estos fascículos, incluido el punto gatillo, sino que es necesario también el correspondiente tratamiento vertebral.

A nivel del esclerotoma podemos encontrar dolores tendinosos que simulan una tendinitis, o la palpación dolorosa de tendones y otras estructuras como ligamentos, sobre todo a nivel de su inserción en el hueso. Esta alteración tendinosa es frecuente en el hombro, en el manguito de los rotadores, y disminuye considerablemente con el tratamiento vertebral del nivel afectado. Por su frecuencia y relevancia, vamos a describirla en un apartado independiente a continuación.

Síndrome célulo-teno-miálgico vertebral: valoración

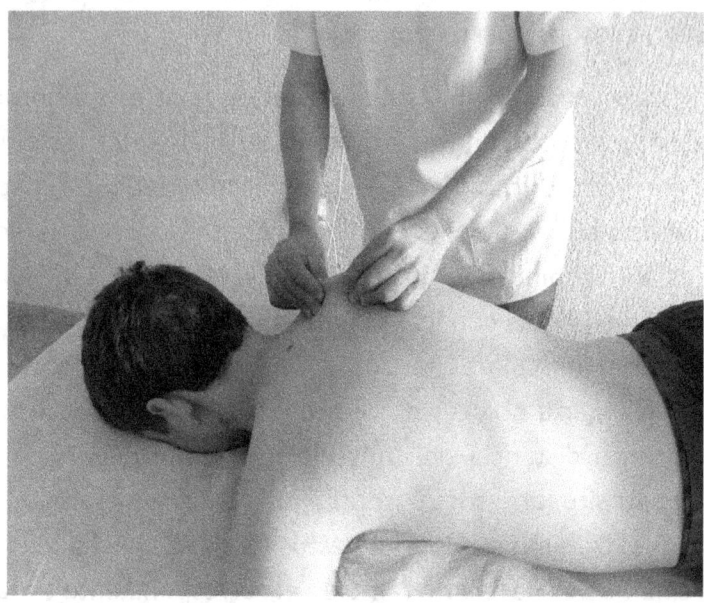

Palpación del dermatoma, miotoma y esclerotoma (Maigne R.)

La palpación del dermatoma del segmento vertebral, mediante el test del pinzado rodado de la piel permite localizar zonas de celulalgia, que suelen ser causa de dolores a distancia. Como en la imagen de arriba, donde se exploran así los segmentos cervicales inferiores, en el dermatoma D2.

Fibras musculares tensas y dolorosas con aspecto de cordón duro que pueden tener un punto gatillo en su interior, son localizadas mediante la palpación de los músculos del miotoma, relacionado con dicho segmento, estas pueden producir dolores a distancia.

Tendones dolorosos que simulan una tendinitis (falsa tendinitis) se pueden encontrar en la palpación del esclerotoma correspondiente al segmento cervical afectado, las cuales pueden cursar como una "tendinitis" de hombro, codo, etc., por la afectación del esclerotoma.

TENDINITIS DEL MIEMBRO SUPERIOR DE ORIGEN CERVICAL

Como consecuencia de la irritación del nervio raquídeo, producida generalmente por una disfunción somática vertebral o una disfunción dolorosa intervertebral menor, pueden presentarse "tendinitis" en el miembro superior; destacan por su frecuencia las del hombro y del codo, en este caso en forma de epicondilitis.

En caso de pacientes diagnosticados de "tendinitis" de hombro (supraespinoso, bíceps, etc.), si en el examen cervical encontramos una disfunción somática sobre los segmentos C4-C5 o C5-C6, con la articulación posterior dolorosa a la palpación, del mismo lado que el hombro afectado, es posible que dicha alteración tendinosa se deba a la disfunción cervical. Si posteriormente se aplica el tratamiento osteopático sobre el nivel cervical afectado, y se produce una mejoría o incluso la desaparición del dolor del hombro, se confirma el origen cervical de esa "tendinitis". En muchos casos, el tratamiento cervical de manipulación hace desaparecer el dolor del hombro; en otros hay una mejoría, siendo necesario un tratamiento local para hacerlo desaparecer por completo.

Estas "tendinitis", seudotendinitis, o mejor tendinopatías de origen cervical, forman parte del síndrome segmentario célulo-tenomiálgico de Maigne, debido a la irritación del nervio raquídeo del cual depende la inervación del tendón.

El origen cervical de las epicondilitis (codo de tenista), o epicondilalgias (dolor en epicóndilo humeral), viene indicado por la existencia de una importante sensibilidad de la articulación posterior de C5-C6 o C6-C7 a la palpación, del mismo lado que estas. El tratamiento osteopático cervical aporta una mejoría e incluso, a veces, la desaparición total del dolor. De manera que cuando el tratamiento a nivel del codo sea poco efectivo, es aconsejable investigar el raquis cervical por si está afectado, y es necesario su tratamiento osteopático.

Tendinitis del miembro superior: valoración del origen cervical

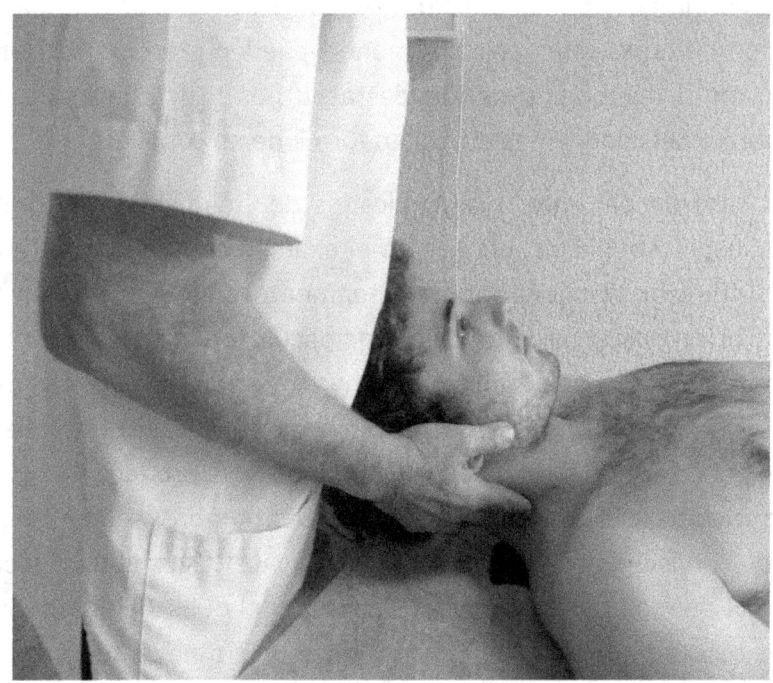

Test de palpación de las articulaciones posteriores cervicales

En el caso de pacientes diagnosticados de "tendinitis" del hombro (supraespinoso, bíceps, etc.), si encontramos dolorosa la palpación de las articulaciones posteriores, realizada profundamente, con un dedo entre el borde del trapecio y el esternocleidomastoideo, a nivel de los segmentos C4-C5 o C5-C6, del mismo lado que el hombro doloroso, es posible que dicha afectación tendinosa sea de origen cervical.

SÍNDROME DE BARRÉ Y LIEOU

Se encuentra constituido este síndrome por una serie de síntomas como cefalea, vértigo, mareo, acúfenos (zumbidos o silbidos de oídos), fatiga visual, sensación de opresión en laringe y algunos trastornos psíquicos como dificultad de concentración o pérdida de memoria. No suelen estar presentes todos a la vez, sino que se encuentran agrupados de modo diferente.

Barré y Lieou descubrieron el origen cervical común de estos síntomas, que atribuyeron a una irritación del sistema nervioso simpático por artrosis cervical; se le llamó síndrome simpático cervical posterior. Este mecanismo está actualmente muy discutido, por lo que algunos niegan su existencia. No obstante, fue una gran aportación de Barré y Lieou, relacionar toda esta variada sintomatología con el raquis cervical.

Robert Maigne llama síndrome cervical superior a este conjunto de manifestaciones que tienen en común su origen cervical, con lo cual viene a reconocer la existencia de este síndrome, aunque sin entrar en su mecanismo de producción, que es donde se encuentra la falta de aceptación en general.

En cuanto a la causa, para algunos se trata de una alteración de la arteria vertebral; sería una forma leve del síndrome de insuficiencia vertebrobasilar. Aunque en contra de esta hipótesis se puede decir que no existe ninguna relación entre este síndrome cervical y los accidentes vasculares cerebrales, al contrario de lo que ocurre con el síndrome de la insuficiencia vertebrobasilar. Estas manifestaciones se observan también frecuentemente en pacientes que han sufrido un traumatismo cervical, sobre todo del tipo "latigazo cervical", pero también en el caso de manipulaciones vertebrales incorrectamente realizadas.

Todos estos síntomas podrían estar en relación con una disfunción somática del raquis cervical, pues hemos visto cómo esta podía producir dolor de cabeza (cefalea de origen cervical), mareo o vértigo, por medio de la alteración de los receptores articulares y musculares cervicales (esternocleidomastoideo, trapecio). Así uno de los mejores tratamientos es la manipulación cervical, desde luego previa exploración, y en caso de traumatismo cervical, una vez que haya pasado el tiempo que es aconsejable esperar.

El tratamiento osteopático del raquis cervical puede ser eficaz para aliviar estos síntomas, siempre que se encuentre una disfunción somática importante. Es necesario previamente efectuar una buena anamnesis y un examen clínico completo, que incluya un esquema en estrella de la movilidad, así como algún test que valore el estado de la arteria vertebral. La respuesta al tratamiento de los distintos síntomas es diferente; suelen responder bien las cefaleas, los vértigos, las alteraciones visuales y laríngeas, siendo más resistentes los acúfenos.

BIBLIOGRAFÍA

Alcaraz Patrice. Douleurs abdominales d'origine rhumatologique. *Symposium avec la Rhumatologie.* 2019.

Alonso G. *et al.* Hemangioma vertebral. Imagen en osteología, *REEMO* 2008, vol.17, n°3, 49-50.

Apley Graham; Solomon Louis. Ortopedia y tratamiento de fracturas. 3ª ed. Barcelona: Masson, 1996.

Arnold Marcel, *et al.* Vertebral artery dissection: presenting findings and predictors of *outcome. Stroke*, 2006, vol.37, n°10, 2499-2503.

Arroyo J.F. *et al.* Costovertebral joint dysfunction: another misdiagnosed cause of atypical chest pain. *Postgrad. Med.J.* 1992, v.68, n° 802, 655-659.

Baber Z.; Erdek M A. Failed back surgery syndrome: current perspectives. *Journal of pain research*, 2016, p. 979-987.

Baixauli Rubio A. *et al.* Aplastamiento vertebral no osteoporótico. *Revista Española de Enfermedades Metabólicas Óseas*, 2004, vol.13, n°1, 21-23.

Ballina García Francisco Javier. *et al.* Los reumatismos inflamatorios. Madrid: Ergón, 1999.

Binder Allan. The diagnosis and treatment of nonspecific neck pain and whiplash. *Europa medicophysica*, 2007, vol.43, n°1, p. 79.

Black Dennis M.; Rosen Clifford J. Postmenopausal osteoporosis. *New England Journal of Medicine*, 2016, vol.374, n°3, 254-262.

Boyajian-O'Neill Lori A. *et al.* Diagnosis and management of piriformis syndrome: an osteopathic approach. *J Am Osteopath Assoc*, 2008, v.108.

Borg-Stein Joanne; Simons David G. Myofascial pain. *Archives of physical medicine and rehabilitation*, 2002, vol.83, S40-S47.

Buckup Klaus. Pruebas clínicas para patología ósea, articular y muscular. Exploraciones, signos, síntomas. 3ª ed. Barcelona: Masson, 2007.

Castellano Cuesta J.A.; Colomer Rubio E.J. Osteoporosis: concepto, factores de riesgo, clínica y clasificación. En Osteoporosis. Calvo J. Herrera A. editores. Valencia: artes gráficas J.Aguilar SL 2000, 23-52.

Celma J. *et al*. Diagnóstico radiológico de la osteoporosis. Densitometría ósea. En: Osteoporosis. Calvo J, Herrera A, editores. Valencia: artes gráficas J. Aguilar SL 2000, 65-92.

Climent J. M. Cervicobraquialgias. *FMC-Formación Médica Continuada en Atención Primaria*, 2003, vol.10, n°3, 150-158.

Cyriax James. Lesiones de ligamentos, tendones, cartílagos y músculos. Vol 1 y 2. Madrid: Marbán, 2005.

Cyriax James. Lumbago. The mechanism of dural pain. Lancet,1945:427.

Cyriax J H.; Cyriax PJ. Cyriax's illustrated manual of orthopaedic medicine. 2ª ed. London: Butterworth-Heinemann, 1993.

Chaibi A.; Russell M. B. A risk–benefit assessment strategy to exclude cervical artery dissection in spinal manual-therapy: a comprehensive review. *Annals of medicine*, 2019, vol. 51, n° 2, p. 118-127.

Digiovanna Eileen L. *et al. An osteopathic approach to diagnosis and treatment*. Lippincott Williams & Wilkins, 2005.

Delavierre D. *et al.* Douleur épididymo-testiculaire chronique et syndrome de la charnière dorso-lombaire de Maigne. *Progrès en Urologie-FMC*, 2013, v..23, n° 4, F119-F123.

Delavierre D., *et al.* Approche symptomatique des douleurs pelvipérinéales chroniques projetées et syndrome de Maigne. *Progrès en urologie*, 2010, vol.20, n°12, 990-994.

Del Toro Riera M.; Qulis Manuel Roig. Afectació neurològica en una nena amb síndrome de Down i inestabilitat atlanto-axial. *Pediatria catalana: butlletí de la Societat Catalana de Pediatria*, 1996, vol. 56, n°1, 36-38.

Downie Aron. *et al.* Red flags to screen for malignancy and fracture in patients with low back pain: systematic review. *Bmj*, 2013, vol.347.

Ducrotte P. Douleur abdominale non viscerale: Un diagnostic a ne pas meconnaitre. *Ileus, n° 20*. 2003.

Dvorak Jiri; Dvorak Vaclav. Medicina manual. Diagnóstico. Barcelona: Scriba, 1989.

D'Ornano J. *et al*. Effets des manipulations vertébrales sur la hernie discale lombaire. La *Revue de médecine orthopédique,* 1990, n°19, 21-5.

Esteban Navarro Pedro Luis. *et al*. Dolor en raquis toraco lumbar causado por hernia de Schmorl. *Reumatologia Clinica*, 2008. 4(5): 210-11.

Fandiño Rivera J. Desaparición espontanea de la hernia discal. *Neurocirugia*, 2000. Vol.11, nº6, 419-424.

Fardon David F. Milette Pierre C. Nomenclature and classification of lumbar disc pathology: recommendations of the combined task forces of the North American Spine Society, American Society of Spine Radiology, and American Society of Neuroradiology. *Spine*, 2001, vol.26, 93-113.

Fardon David F. *et al*. Lumbar disc nomenclature: versión 2.0. *The Spine Journal*, 2014,. vol14, 11, 2525-2545.

Francisco Hernández F M. Síndromes miofasciales. *Reumatología Clínica*, 2009, vol.5, 36-39.

Freemont A. J. The cellular pathobiology of the degenerate intervertebral disc and discogenic back pain. *Rheumatology*, 2009, vol. 48, no 1, p. 5-10.

García L.M.; Farré M; Montero A. Dolor lumbar de origen neoplásico. Diagnóstico y tratamiento conservador. *Rev soc esp dolor*, 2001, vol 8.

Gitelman Alex, *et al*. Cauda equina syndrome: a comprehensive review. *Am.J.Orthop.*, 2008, vol 37, nº 11, p.556-562.

Greenman Philip E. Principios y práctica de la medicina manual. 3ª ed. Madrid: Médica Panamericana, 2005.

Grimaldi M. Painful perineum in all its forms. Contribution of manual medicine and osteopathy. Clinical study. *J Gynecol Obstet Biol Reprod* 2008, v.37, nº5, 449-456.

Gunzburg, Robert; Szpalski Marek; Goethem J. Van. Initial assessment of whiplash patients. *Pain Research and Management*,2003,v.8,nº1, p.24.

Heinz G. J.; Zavala D. C. Slipping rib syndrome: Diagnosis using the hooking maneuver. JAMA, 1977, v. 237, nº 8, p. 794-795.

Herrera Rodriguez A.; Rodriguez Vela J. Estenosis de canal lumbar. *Rev Esp Ortop Traumatol*, 2002, v.46, 351-72.

Hershkovich O. *et al*. Schmorl node a cause of acute thoracic pain: a case report and pathophysiological mechanism. *Int. J. Spine Surg.* 2020, v. 14, nº 3, p. 441-446.

Hillier C E.; Gross M L. Sudden onset vomiting and vertigo following chiropractic neck manipulation. *Postgrad.Med.J.* 1998, v.74, nº875, p. 567.

Hirotaka Haro. Translational research of herniated discs: current status of diagnosis and treatment. *J Orthop Sci.*, 2014, v. 19, nº4, p. 515-520.

Hooper Troy L. *et al*. Thoracic outlet syndrome: a controversial clinical condition. Part 1: anatomy, and clinical examination/diagnosis. *Journal of Manual & Manipulative Therapy*, 2010, vol.18, n°2, 74-83.

Hopayian K.; Danlelyan A. Four symptoms define the piriformis syndrome: an updated systematic review of its clinical features. *European Journal of Orthopaedic Surgery & Traumatology,* 2018, v.. 28, p. 155-164

Huguenin Freddy. Medicina ortopédica y manual. Diagnóstico. Barcelona: Masson, 1994.

Huguenin Freddy. Adquisitions récentes en Médecine Manuelle. Paris: Masson, 1996.

Hutting Nathan *et al*. Diagnostic accuracy of premanipulative vertebro-basilar insufficiency tests: A systematic review. *Manual Therapy*. 2013, 18.

Insausti Valdivia Joaquín. Lumbalgia inespecífica: en busca del origen del dolor. *Reumatología clínica*, 2009, v. 5, p. 19-26.

Katz Jeffrey N. *et al*. Diagnosis and management of lumbar spinal stenosis: a review. *Jama*, 2022, v. 327, n° 17, p. 1688-1699.

Kaufmann Nicolas; Paturel Marcel; Waldburger Yves. "Contres-indications absolues et relatives a la prise en charge osteopathique immediate. *Commission académique FSO-SVO, Suisse* 2007 (2006).

Kendall's. Músculos. Pruebas, funciones y dolor postural. 4° ed. Madrid. Marbán, 2000.

Kennell Kelly A. *et al.* Cervical artery dissection related to chiropractic manipulation: One institution's experience. *The Journal of family practice*, 2017, vol.66, n°9, 556-56.

Khan N.A.J. *et al.* Slipping rib syndrome in a female adult with longstanding intractable upper abdominal pain. *Case Rep Med.*, 2018, v.. 2018.

Komori Hiromichi. *et al.* Contrast-enhanced magnetic resonance imaging in conservative management of lumbar disc herniation. *Spine*, 1998, v. 23, n°1, p. 67-73.

Laslett Mark. *et al.* Diagnosis of sacroiliac joint pain: validity of individual provocation tests and composites of tests. *Manual therapy*, 2005, v.10, 207-218.

Laso Guzmán FJ. Relevance of medical semiology in the technological era. *Med Clin (Barc)*. 2017 Jun 21;148(12):559-561.

Lawan A; Crites Videman J; Battie, M C. The association between vertebral endplate structural defects and back pain: A systematic review and meta-analysis. *European Spine Journal*, 2021,v.. 30, p. 2531-2548.

Le Corre Francois; Rageot Emmanuel. Manual de manipulaciones vertebrales. Barcelona: Masson, 1990.

Lewit Karel. Terapia manipulativa para la rehabilitación del aparato locomotor. Barcelona: Paidotribo, 2002.

Li Yongchao; Peng Baogan. Pathogenesis, Diagnosis, and Treatment of Cervical Vertigo. *Pain Physician*, July/August 2015, vol.18, E583-E59.

López Alexander Ortiz. et al. Disección espontánea de la arteria vertebral. *Revista CES Medicina*, 2016, vol.30, n°1, 93-98.

Mann Timothy; Refshauge Katrhyn M. Causes of complications from cervical spine manipulation. *Aust J Physiother*. 2001, vol. 47, n°4, 255-266.

Maigne Jean Yves, et al. Results of sacroiliac joint double block and value of sacroiliac pain provocation tests in 54 patients with low back pain. *Spine*, 1996, vol 21, n° 16, p. 1889-1892.

Maigne Jean Yves. Bases indispensables en el abordaje del coxis doloroso. 2004.

Maigne Jean Yves; Doursounian Levon; Chatellier Gilles. Causes and mechanisms of common coccydynia: role of body mass index and coccygeal trauma. *Spine*, 2000, vol. 25, n°23, 3072-3079.

Maigne Jean Yves. Réflexion sur l'examen clinique du rachis cervical. *Rev Maitrise orthopédique*, 2003, vol. 125.

Maigne Jean Yves; Vautravers Philippe. Recommandations de la Société française de médecine orthopédique et thérapeutique manuelle. Table ronde des Xèmes Actualités Médicales du Rachis (Paris, juin 1997). *La Revue de Médecine Orthopédique* 52 (1998):16-17.

Maigne Robert. Articulaciones interapofisarias y patología dolorosa común del raquis. *Annales Médecine Physique,* 1972;15:262-74.

Maigne Robert. Dérangements intervertébraux mineurs et syndrome cellulo-téno-myalgique. Conceptions nouvelles des mécaniques des douleurs vertébrales communes. *Rev. Mediter. Sci. Med*.1978. 5, 337-348.

Maigne Robert. Diagnostico y mecanismo de un desarreglo inter-vertebral menor. *Cinésiologie* 1973.47:1-24.

Maigne Robert. Le syndrome de la charnière dorso-lombaire. Lombalgies basses, douleurs pseudo-viscérales, pseudo-douleurs de hanche, pseudo-tendinite des adducteurs. *Sem Hôp Paris*, 1981; vol.57, 545-54.

Maigne Robert. Les entorses costales. Signes, diagnostic, traitement. *Rhumatologie* 1957,1,35-41.

Maigne Robert. Low back pain of thoracolumbar origin. Arch. Phys. Med. Rehabil., 1980,61,389-395.

Maigne Robert. Thoracolumbar junction syndrome a source of diagnostic error. *Journal of Orthopaedic Medicine*, 1995, vol.17, n°3, 84-89.

Maigne Robert. Un síndrome nuevo y frecuente, el síndrome T12-L1 (lumbalgias bajas, dolores pseudoviscerales, falsos dolores de cadera). *Rehabilitación*, 1977, vol.11,197-210.

Maigne Robert. Manipulaciones columna vertebral y extremidades. Madrid: Norma, 1997.

Maigne Robert. Método Maigne. Dolor de origen vertebral. Bases, Diagnóstico, tratamiento. Barcelona: Alas, 2010.

Maigne Robert. Diagnostic et traitement des douleurs communes d'origine rachidienne. Paris: Expansion scientifique francaise, 1989.

Manchikanti Laxmajah. *et al*. Prevalence of cervical facet joint pain in chronic neck pain. *Pain Physician*, 2002, vol.5, n°3, 243-249.

Martínez García P. *et al*. Nódulos de Schmorl como causa de raquialgia toraco-lumbar. *Atención Primaria*, 2018, v.50, n°10, 647-648.

Martínez-Quiñones J.V. *et al*. Regresión espontánea de hernias discales intervertebrales. A propósito de una serie de 37 casos. *Neurocirugía*. 2010, vol.21, n°2, 108-11.

Masui Tetsuo. *et al*. Natural history of patients with lumbar disc herniation observed by magnetic resonance imaging for minimum 7 years. *Clinical Spine Surgery*, 2005, vol.18, n°2,121-126.

McCartney Sarah, *et al*. Cervical radiculopathy and cervical myelopathy: diagnosis and management in primary care. *Br J Gen Pract*, 2018, vol.68, n° 666, 44-46.

McCarron Robert F. *et al*. The inflammatory effect of nucleus pulposus. A possible element in the pathogenesis of low-back pain. *Spine*,1987, vol.12, n°8,760-764.

Moser Nicholas *et al*. Effect of cervical manipulation on vertebral artery and cerebral haemodynamics in patients with chronic neck pain: a crossover randomised controlled trial. Bmj Open, 2019, v. 9, n° 5, p. e025219.

Mygind Mieritz R. *et al*. Musculoskeletal dysfunctions in patients with chronic pelvic pain: a preliminary descriptive survey. J Manipulative Physiol Ther. 2016, vol. 39, n° 9, p. 616-622.

Nathan S.T.; Fisher B.E.; Roberts, C.S. Coccydynia: a review of pathoanatomy, aetiology, treatment and outcome. *The Journal of bone and joint surgery. British volume*, 2010, vol.92, n°12, 1622-1627.

Olmarker Kjell; Rydevik Björn; Nordborg, Claes. Autologous nucleus pulposus induces neurophysiologic and histologic changes in porcine cauda equina nerve roots. *Spine*, 1993, vol.18, n°11, 1425-1432.

Olmarker Kjell. *et al*. Inflammatogenic properties of nucleus pulposus. *Spine*, 1995, vol.20, no 6, 665-669.

Orrock Paul J.; Myers Stephen P. Osteopathic intervention in chronic non-specific low back pain: a systematic review. *BMC musculoskeletal disorders*, 2013, vol.14.

O'Rahilly Ronan. Anatomia de Gardner.5ªed. Interamericana. México.1989.

Palazzo Clemence; Sailhan Frederic; Revel Michel. Scheuermann's disease: an update. *Joint Bone Spine*, 2014, vol.81, n°3, 209-214.

Pedro de Lelis Fco; Ruiz Sastre Almudena; González Gisbert Begoña. No todo aplastamiento vertebral es osteoporosis. En: Osteoporosis. Calvo J, Herrera A, editores. Valencia:artes gráficas J.Aguilar SL. 2000,187-196.

Peng Baogan. *et al*. The pathogenesis and clinical significance of a high-intensity zone (HIZ) of lumbar intervertebral disc on MR imaging in the patient with discogenic low back pain. *Eur Spine J.*, 2006, v.15, 5, 583-587.

Peng Baogan. Cervical vertigo: historical reviews and advances. *World neurosurgery*, 2018, vol.109, 347-350.

Possover Marc; Forman Axel. Pelvic neuralgias by neuro-vascular entrapment: anatomical findings in a series of 97 consecutive patients treated by laparoscopic nerve decompression. *Pain Physician*, 2015, v. 18.

Povlsen Sebastian; Povlsen Bo. Diagnosing thoracic outlet syndrome: current approaches and future directions. *Diagnostics*, 2018, vol.8,n°1.

Rao Raj. Neck pain, cervical radiculopathy, and cervical myelopathy: pathophysiology, natural history, and clinical evaluation. *JBJS*, 2002, vol. 84, n°10,1872-1881.

Redekop Gary John. Extracranial carotid and vertebral artery dissection: a review. *Canadian Journal of Neurological Sciences*, 2008, vol.35,n°2,146.

Repiso Moreno M.; Elizondo Pernaut MJ. Hemangioma vertebral como hallazgo casual en paciente con lumbalgia. *Semergen: revista española de medicina de familia*, 2003, n°4, 213-214.

Ricard Francois; Salle J.L. Tratado de Osteopatía. Madrid: Mandala, 1991.

Ricard Francois. Tratado de radiología osteopática del raquis. Madrid: Médica Panamericana, 2000.

Rossini M. *et al*. Guidelines for the diagnosis, prevention and management of osteoporosis. *Reumatismo*, 2016, vol.68, n°1,1-39.

Roux C.-H.; Bronsard N. Cervicalgia común y neuralgias cervico-braquiales. *EMC-Aparato Locomotor*, 2016, vol.49, n°3,1-18.

Saeed Abdullah Bin. *et al*. Vertebral artery dissection: warning symptoms, clinical features and prognosis in 26 patients. *Canadian journal of neurological sciences*, 2000, vol.27, n°4, 292-296.

Sammut Emanuel; Searle-Barnes Patrick. Osteopathic Diagnosis. Cheltenham: Nelson Thormes. 2002.

Sánchez Pérez M. *et al*. Nomenclatura estandarizada de la patología discal. *Radiología*, 2012, vol.54, 503-512.

Schwarzer Anthony C.; Aprill Charles N.; Bogduk Nikolai. Internal disc disruption in patients with chronic low back pain. *Spine*, 1995, vol.20,n°17.

Silván Hernán. Dolor de espalda. Tratamiento con medicina manual. Barcelona: Morales y Torres, 2003.

Sirvent Sara. *et al*. Estudio radiológico de la escoliosis. Curvas, ángulos y algo más. 2012.

Slipman Curtis W. *et al*. Sacroiliac joint pain referral zones. *Archives of physical medicine and rehabilitation*, 2000, vol.81, n°3, 334-338.

Spitzer W. O. *et al* Scientific monograph of the Quebec Task Force on whiplash-associated disorders. *Spine*, 1995, vol. 20, p. 1-73.

Stewart John D. The piriformis syndrome is overdiagnosed. *Muscle & nerve*, 2003, vol.28, no 5, 644-646.

Takahashi K. *et al.* Schmorl's nodes and low-back pain. Analysis of magnetic resonance imaging findings in symptomatic and asymptomatic individuals. *European Spine Journal*, 1995; 4:56-9.

Tamura Toshimasa. Cranial symptoms after cervical injury. Aetiology and treatment of the Barre-Lieou syndrome. *J Bone Joint Surg. Br.*1989.

Tanaka Nobuhiro *et al.* Pathology and treatment of traumatic cervical spine syndrome: whiplash injury. *Adv. Orthop.* 2018.

Tsakitzidis Giannoula. *et al.* Non-specific neck pain and evidence-based practice. *European scientific journal*, 2013, vol.9, n°3,1-19.

Teyssandier Marie-José. Introducción a la exploración clínica programada del raquis. Barcelona: Masson, 1996.

Teyssandier Marie-José. Práctica de la exploración clínica programada del raquis. Barcelona: Masson, 1997.

Teyssandier Marie-José. "Le syndrome de la charnière fonctionnelle thoracique et les «deux rachis»." *Ann Readapt Med Phys.*1993; 437-443.

Teyssandier Marie-José. El síndrome de la charnela funcional medio dorsal. *Rheuma*, 1997; 4:15-19.

Teyssandier Marie-José. Lombalgies d'origine dorsale et latéroflexions du tronc. En *Ann Readapt Med Phys.*1986, 285-288.

Thawrani Dinesh P. et al. Diagnosing sacroiliac joint pain. *JAAOS-J Am Acad Orthop Surg.* 2019, vol. 27, no 3, p. 85-93.

Tinel D. *et al.* Vertebrobasilar ischemia after cervical spine manipulation: a case report. *Ann Readapt Med Phys.* Elsevier Masson, 2008. 403-414.

Tomé Bermejo F.; Tsirikos A. I. Conceptos actuales sobre la enfermedad de Scheuermann: presentación clínica, diagnóstico y controversias sobre su tratamiento. *Rev. esp. cir. ortop. traumatol.,* 2012, vol.56, n°6, 491-505.

Travell Janet; Simons David. Dolor y disfunción miofascial. El manual de los puntos gatillo. Vol.1° y 2°. Madrid: Médica Panamericana, 2004.

Valda Rodrigo J. *et al.* Revisión sobre el vértigo cervical. *Rev. ORL*, 2018, vol.9, n°2. 9

Valle Calvet M.; Olivé Marqués A. Signos de alarma de la lumbalgia. *Semin. Fund. Esp. Reumatol.*, 2010, v.11, n°1, 24-27.

Vanelderen Pascal. *et al.* Sacroiliac joint pain. *Pain Practice*, 2010, vol.10, n°5, 470-478.

Vautravers Philippe; Maigne Jean-Yves. Cervical spine manipulation and the precautionary principle. *Rev Rhum Engl Ed.* 2000, v.67, n°4, 272-276.

Vautravers Philippe; Isner-Horobeti Marie Ève; Maigne Jean Yves. Manipulations vertébrales–ostéopathie. Évidences/ignorances. *Revue du rhumatisme*, 2009, vol.76, n°5, 405-409.

Vázquez Gallego Jesús; Solana Galdámez R. Síndrome de dolor miofascial y puntos gatillo. Liberación miofascial. Madrid: Mandala, 1998.

Verhagen Arianne P. *et al.* Red flags presented in current low back pain guidelines: a review. *European Spine Journal*, 2016, vol. 25, 9, 2788-2802.

Watson Lynette Ann; Pizzari T.; Balster, S.Thoracic outlet syndrome part 1: clinical manifestations, differentiation and treatment pathways. *Manual therapy*, 2009, vol.14, n°6, 586-595.

Weber H. Lumbar disc herniation. A controlled prospective study with ten years of observation. *Spine*, 1983: 131-140.

Wood Kirkham B. *et al.* Magnetic resonance imaging of the thoracic spine. Evaluation of asymptomatic individuals. *The Journal of bone and joint surgery*, 1995, vol.77, n°11,1631-1638.

Yong-Hing K.; Kirkaldy-Willis WH. The pathophysiology of degenerative disease of the lumbar spine. *Orthop Clin North Am.* 1983, v.14, 491-504.

Yue Bin *et al.* Thoracic intervertebral disc calcification and herniation in adults: a report of two cases. *Eur Spine J.*, 2016, v. 25, p. 118-123

Yukawa Yasutsugu. *et al.* Serial magnetic resonance imaging follow-up study of lumbar disc herniation conservatively treated for average 30 months: relation between reduction of herniation and degeneration of disc. *Journal of spinal disorders,* 1996, vol.9, n°3, 251-256.

Zhou Linqiu; Schneck Carson D.; Shao Zhenhai. The anatomy of dorsal ramus nerves and its implications in lower back pain. *Neuroscience and Medicine*, 2012, vol.3, n°2, p.192.

Zhon Ming. *et al.* Incidence of spontaneous resorption of lumbar disc herniation: a meta-analysis. *Pain physician,* 2017, vol 20, n° 1, p. E45.

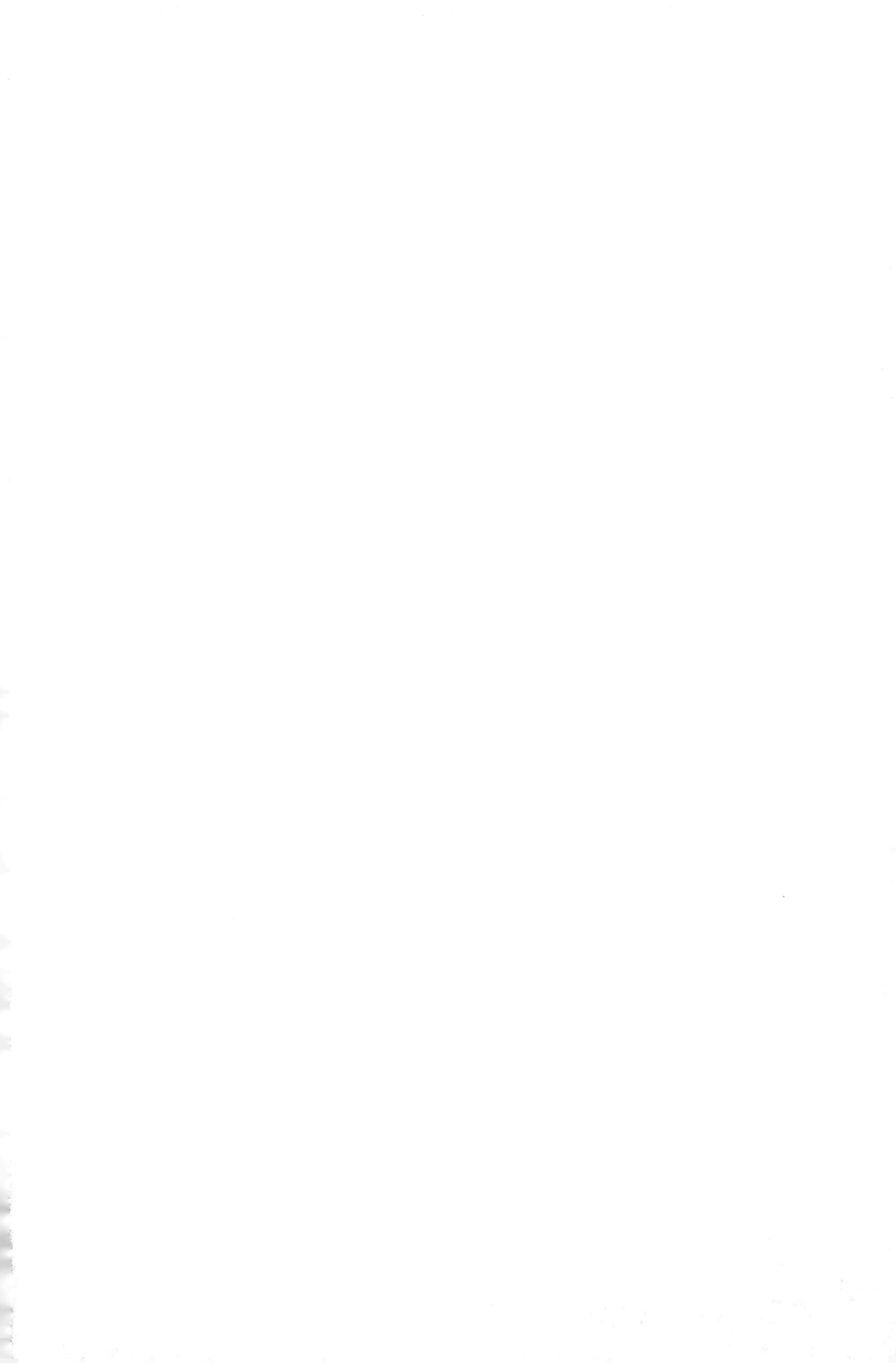

www.ingramcontent.com/pod-product-compliance
Lightning Source LLC
Chambersburg PA
CBHW080452220526
45465CB00006B/2252